前納宏章
医学博士・マエノ医院院長

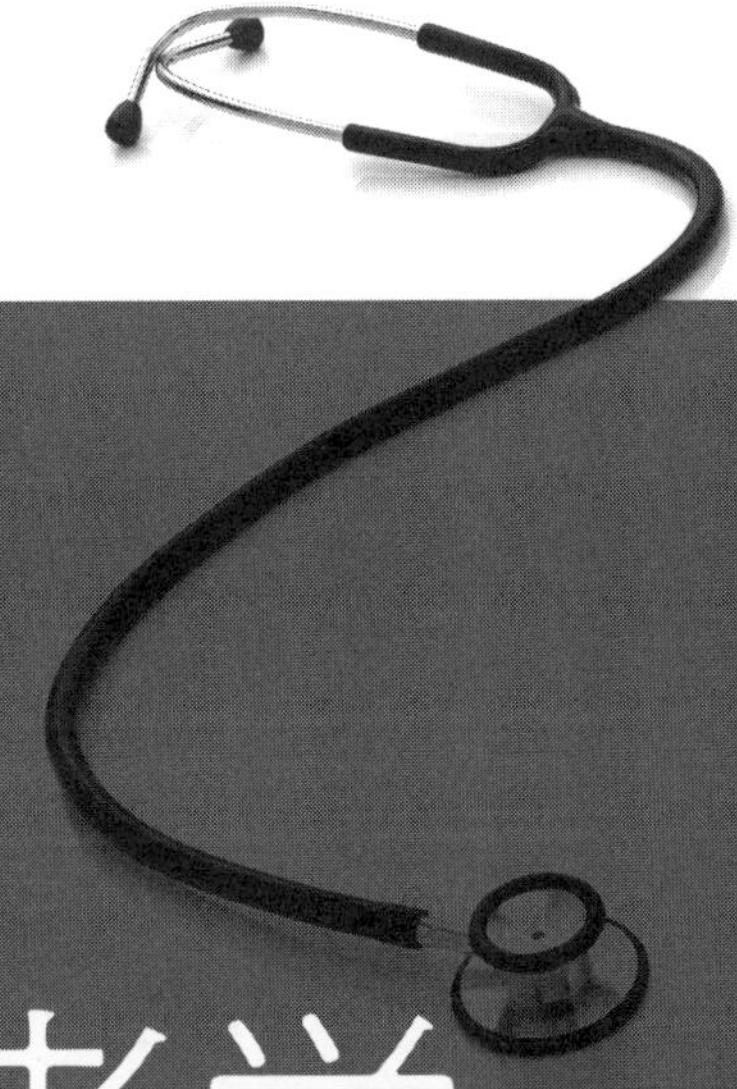

病気を診ずして
病人を診よ

新・患者学

現代書林

はじめに

わが国は少子高齢化が急速に進んでいます。

高齢者が増えて、医療についての関心もますます増加しています。

本書では第一章は「患者学」として、インフォームド・コンセント（informed consent, IC）、医の心、特定健診、薬の話など、いくつかの医療的課題について考えてみました。

平成2年（1990年）1月、日本医師会は「『説明と同意』についての報告」という医療概念を発表しました。「説明と同意」は、ICの日本語訳です。

その後、ICについて、わが国において広く議論されています。ICについて、これで完結ということはありませんから、今後も議論は果てしなく続いていくと思います。

私は昭和63年（1988年）、医学雑誌『人間の医学』の巻頭言に「患者学」という概念を発表しました。患者学とは、「医師は患者さんの立場をよく理解して医療を行うべきである。また、患者さんも医学と医療をもっと勉強して、正しく理解してもらいたい」というものでした。医療は患者と医師の共同作業なのであるから、両者の相互理解が肝要だと考えたのです。ずいぶん昔の話ですが、当時としては斬新な考え方でありました。

開業して12年経った平成元年（１９８９年）、私が毎日患者さんに話していることをまとめて『ホームドクターからのメッセージ』という１６０頁ほどの冊子を作り、かかりつけの患者さん全員に差し上げることを思いつきました。それは普段の説明不足を補うためのものでした。

この冊子は、ＩＣのためのおもしろい試みだということで、新聞やテレビで紹介していただきました。そして、その冊子は平成３年には『患者学』という本として、全国的に出版されました。平成18年（２００６年）には第二版を出版しました。今回の本書は第三版ということになります。改訂を重ねて10年も経つと、地域医療の現場もずいぶん変わってきていると感じています。

ＩＣ推進の空気が日本中に広まるなか、平成６年２月26日の朝日新聞に「医療機関で渡される薬の名前は、患者さんも分かるように日本語表示にしよう」という私の提言が紹介されました。当時薬名はアルファベットで表示されていて分かりにくいものでした。この提言も功を奏し薬名は日本語表示になっていきました。今では当たり前のことですが、当時はそんなものでした。

健康診断の普及で、年に一度健診を受けることは常識になっています。当院では平成24年（２０１２年）から検査成績を表（１７５頁）に書き込んで説明するようにしました。それまでは別の方法で説明していました。この方法は経時的にみることができるので、分かりやすいと思っています。このアイデアにたどり着くまでに医師になってから44年も経っていました。

最近、大人がはしかや風しんにかかってしまうことが話題になっています。このことの対策についても考えてみました（150頁）。

特定健診はメタボ健診ともいわれ、平成20年から開始されました。この健診のなかで、高血圧症や糖尿病の検査の基準値が日本高血圧学会や日本糖尿病学会などの基準値とかなり異なっています。こんな基本的な事項のダブルスタンダード（二重基準）は困ります。受診者に混乱をきたしています。このことをどうすればよいのか考えてみました（170頁）。

インターネットやスマートフォンの普及で情報の量は著増しています。特に医療の分野では、その傾向が強いと感じています。しかし、情報の質はどうでしょうか。量は多いものの質は低下しているのではないかと私は心配しています。

本書では、良質な医療情報の普及を目標に制作してまいりました。

第二章では、日常診療における医学的基礎知識について書きました。

ここでは、普段私が患者さんたちに話していることをそのまま書きました。

例えば、子供が発熱した時の注意点はいくつかありますが（189頁）、ここに挙げたことに注意して経過をみてくださいということです。子供の発熱は日常診療でよくあることで、親を心配させる一番多い症状です。ここに挙げたことに注意すれば、親の心配もずいぶん軽減されると思います。お話しすることが多いので、日常診療の限られた時間のなかでは、全部を話すことは到底無理です。

そのほか、主に内科、小児科の基本的な病気について広く解説しました。

第三章では『患者学 その2』として、第一章で書ききれなかったことを追加しました。

元号と西暦の使用について、本書では混在して使っている部分があります。そのため、分かりにくいところもあるかもしれません。この点について、ご理解のほどお願い申し上げます。

本書の制作にあたっては、現代書林の松島一樹様、多田亮様にお世話になりました。この場を借りて御礼申し上げます。

平成30年12月

前納《まえの》宏章《ひろあき》

目次

第一章 患者学

第二章 知っておきたい病気の基礎知識

第三章 患者学 その2

第一章◎患者学

病気を診ずして病人を診よ

「病気を診ずして病人を診よ」という言葉が医学教育者の間にあります。医師は病気だけではなく、病気に悩む人間を診よという意味です。これは私が卒業した慈恵医大の学祖・高木兼寛の言葉です。高木は明治時代の学者ですが、学問の進んだ現在でも、この言葉はたいへん有用な箴言《しんげん》です。病気になると、病人は体だけではなく、心も病むものです。病気だけ診ていては、治るべき病気も治すことはできません。医師というものはいつも患者さんの心の手当ても必要だということです。

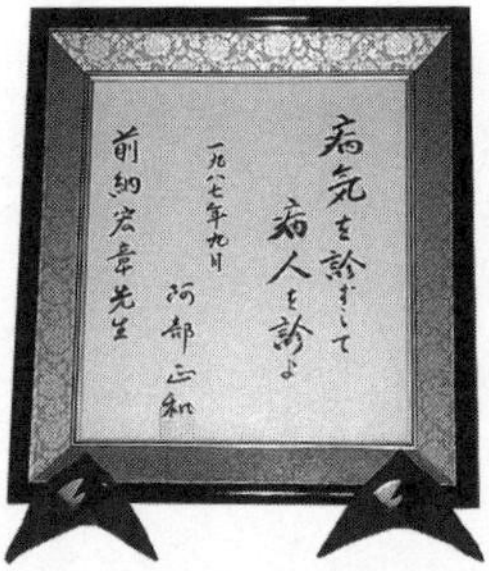

阿部正和・元慈恵医大学長の功績

阿部正和という医学者がいました。大正7年（1918年）生まれ、平成28年（2016年）没、享年97。

阿部先生は昭和39年（1964年）から59年（1984年）まで内科教授、昭和57年から平成4年まで10年間、慈恵医大学長を務めました。日本医学教育学会会長も歴任しています。日本医師会の「説明と同意についての報告書」（3頁）の製作にあたっては、その中心的存在として活躍しました。

阿部先生は自らの教育理念として「臨床医学は学と術と道とより成る」という言葉を残しています。

次のような論説もあります（『阿部正和著作・講演集』医学書院刊、平成5年）。

医の心とは、いったい何なのでありましょうか。いろいろな考え方がありましょう。私は次の4つであると思うのであります。

第1は患者さんの悩み、苦しみ、痛みに共感する心。第2に患者さんに慰めの手、いたわりの手が自然に出る心。第3に患者さんのために尽くす心。そして第4に患者さんに真実を伝えて、納得・同意を得るように努める心。この四つを私は医の心としております。

阿部先生は私の恩師であり、生涯にわたって薫陶いただきました。

Listen to the patient, he is telling you the diagnosis.

これはアメリカの内科医・ウイリアム・オスラーの有名な言葉です。オスラーは名門ジョーンズ・ホプキンス医科大学の教授を務めた医師です。

この言葉は直訳すると次のようになります。「(医師は）患者さんによく話を聞きなさい、(そうすれば）患者さんはあなた（医師）に診断名を教えてくれます」

つまり「医師は患者さんから病歴をよく聞きなさい。よく聞けば、よい診断ができる」というわけです。

この言葉は病歴をとることの大切さをよく示しています。医師は患者さんから上手に病歴を聞き出す。患者さんもそれに協力する。**「医療は患者と医師の共同作業」**というわけです。日常よくある例として、子供が熱を出したときに、お母さんと医師との共同作業で子供を診ていくということがあります。

patient（患者）、diagnosis（診断）。

医師の椅子と患者の椅子

医師の椅子は少し立派だが、患者さんの椅子は簡単な丸椅子であることが多い。こういうことでは対等な立場でのコミュニケーションができないという意見があります。

私も以前、ある病院で患者として診察を受けたとき、「医者と患者の椅子に差があるな」と感じたことがありました。患者さんの立場になって初めて分かったことです。

しかし、患者さんの丸椅子は実用上の必要から使われているのであって、差別するために丸椅子にしてあるのではありません。**肺炎を見落とさないためには慎重な聴診が必要であり、丸椅子でないと胸の前後をきちんと診察できないのです。**ちなみに医師の椅子も、動きの多い病棟での仕事のときには丸椅子が使われています。また、話の長くなる精神科などでは、患者さんの椅子にも背もたれがあります。

「椅子論争」は単に椅子の問題ということではなく、医師と患者との関係の課題を象徴的に問うているのかもしれません。

医師の椅子も丸椅子にしてはという意見もありますが、勤務時間が長いのでそれは無理なようです。医師の椅子が極端に立派過ぎることもあるようですが、あまり立派過ぎるものは私も賛成できません。

謙虚と言葉

医療者は無意識かもしれませんが、患者さんを下にみることがあります。患者さんのほうも、お世話になっているのだからということで、思っていることも言えず、医療者に対して遠慮していることが多いものです。

医療者は患者さんの悩みに共感するとともに、患者さんの声に耳を傾ける必要があります。

そして、常に謙虚であり、言葉を大切にしたいものです。

患者様

大病院の待合室での呼び出しや、病院で発行するパンフレットなどに「患者様」という言葉がよく使われています。

私は「患者様」という言葉に違和感を覚えます。日本語の響きとして「患者様」という言葉は美しくありません。これまで通り「患者さん」というのがよいと思います。このことは私だけでなく仲間の医師や何人かの患者さんから、同じような意見を聞きました。

銀行やデパートでは「○○様」と呼びかけるのが普通ですが、医療機関ではそのような呼びかけはふさわしくありません。患者さんに敬意を表する意味でそう言うようになったのでしょうが、患者さんへの敬意は「患者様」といえば済む問題ではありません。心の底から実行しているかどうかの問題です。

医療者と患者さんとの関係が病院と診療所とでは違うのでしょうが、当院などのような小さなところでは「○○さん」という呼びかけ方をしないとおかしな感じがします。「○○様」はよそよそしくて私にはできません。

言葉は文化です。文化は変遷するものですが、「患者様」という文化には賛同できません。日本医師会や県医師会が、いまだこの言葉を使っていないのが救いです。

患者様というようになったのは平成13年（2001年）からです。この年に厚生労働省が「国立病院の医療サービスの質の向上に関する指針」を出してから、このようになりました。

たった一言が人の心を傷つける、たった一言が人の心を暖める

あるご年配の男性患者さんから聞いたお話ですが、その方が入院したときに看護師が薬を持ってきて「おじいちゃん、お薬のみましょうね」といわれて心を傷つけられたというのです。自分の孫のように若い看護師に子供扱いされたわけですから、ご立腹されたのもよく分かります。

確かに気をつけないと医師や看護師、病院の事務員もこういう言葉使いになりがちです。親近感があっていいという意見もありますが、忙しいとどうしても言葉も乱暴になるので、十分気をつけたいものです。

まったく逆の話になりますが、看護師に親切にしてもらって涙を流して喜んでいるお年寄りもたくさんいます。医療者は「ことば」の大切さを認識したいと思います。

長野県別所温泉の名刹・安楽寺に出かけたとき、「たった一言が人の心を傷つける、たった一言が人の心を暖める」という箴言《しんげん》を教えてもらいました。ご住職にこの言葉は誰の言葉ですかと聞いてみましたが、よく分からないとのことでした。

家に帰って、この言葉はどなたが言い始めたものなのか調べてみました。これは日本の仏教では昔からよく使われている言葉のようでした。改めて大切にしたい言葉だと思いました。

ちょっと待ってください

国立がんセンターの院長を務められた市川平三郎先生は、ある医学雑誌の対談の中で次のように語っています。「医師や看護婦は患者さんに、ちょっと待ってください、と言ってはならない。ちょっととというのはどれ位だろうか。30分なのか2分なのか分からない。ちょっとと言わないで具体的に何分位と話すように」と提案され、医師が相手の立場を思いやらないと、こういうことにはならないと、ご自身の入院体験から述べています。

同様に、長時間にわたる手術のときには、手術室の外で心配して待っている家族に対し、「あとこれくらいで手術は終わりますよ」と、途中経過を家族にお知らせするような配慮が医療者には必要だと、私は考えます。

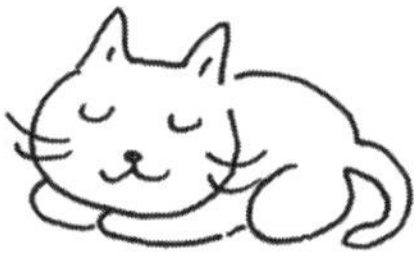

「困ったことがあったらいつでも呼んでください」

これは最近経験した症例です。

患者さんは82歳男性。呼吸困難と歩行障害で某病院に入院。入院の時に「困ったことがあったら、いつでも呼んでください」と看護師に言われました。患者さんは言われた通り、何かにつけて昼夜を問わず看護師さんを呼び続けたそうです。医療者の方も「またか」ということで、呼ばれてもすぐには行かなくなりました。そのうち、患者さんが怒って「何で来ないんだ」ということになったそうです。

この話には患者さんと病院との関係で幾つかの問題があると思いました。「困ったことがあったら、いつでも呼んでください」という病院側の説明はよくあることです。この患者さんもよく動けないこともあり、頻繁に看護師を呼びました。しかし、すぐには行けないこともあり、患者さんは不満を持ったようです。その病院を退院後、私がその患者さんを往診することになり、この話を聞きました。

私は患者さんに次のようにお話ししました。

「困ったら看護師を呼ぶのは結構です。しかし、夜間など人手が足りない時には直ぐには行けないことがあるのはやむをえません。夜中などで緊急性のない用事のときは、呼ぶのを控え目にした方がよかったのではないでしょうか」と、お伝えしました。患者さんは「いつでもいいと言われたから呼んだ」ようですが、用があるから呼んだのは分かるものの一晩に5回も10回も呼ぶほどの急用はなかったようでした。細かい用事があったので呼んだとのことです。このケースはかなり珍しいですが、病院としても「用事があったら、いつでも呼んでください」と言っても完璧には実行しきれないこともあるということです。
私の話を聞いて、患者さんも渋々「そうかなあ」と言っておりました。
この例は極端なケースですが、お互いに気持ちのすれ違いは恐ろしいものです。

インフォームド・コンセントとパターナリズム

インフォームド・コンセント（informed consent, IC）という言葉は、今では市民権を得て普通に使われています。informed とは医師が患者さんに医療情報を提供・説明する。consent は「同意」という意味ですから、ＩＣは日本語では「説明と同意」と訳されています。もう少し詳しくいうと「ＩＣとは、医師が説明し、患者が納得・同意して医療が行われること」ということになります。

ＩＣという言葉は日本ではいつごろから使われるようになったのでしょうか。

わが国では昔から、医師の側に「知らしむべからず、依らしむべし」という気持ちがありました。これをパターナリズム（paternalism, 家父長的温情主義）といい「病気のことは医者に任せておきなさい、任せておけば悪いようにはしないから」という傾向が強くありました。

日常診療においても患者さんの方に遠慮やあきらめが強くありました。それではいけないという世論もありましたがパターナリズムの体質はなかなか変わりませんでした。ところが平成2年（１９９０年）１月に日本医師会は「説明と同意についての報告」という論説を発表したのです。医師はパターナリズムを排しＩＣに努めるということを宣言したのですから、当時の世間を驚かせました。

読者の皆さんの多くは、ＩＣというと世論に押されて出てきた言葉だと思っているのではないでしょうか。実はこの言葉は、わが国では日本医師会が最初に使った言葉なのです。

今ではＩＣは当たり前ですが、平成2年にこの言葉が世に出たときには新鮮な気持ちで迎えられ、医療に変化を求め、この言葉は日本中に広まっていきました。

ＩＣの実践にこれで十分ということはありません。これからもＩＣは永遠に進歩していくことが求められています。

薬の名前は覚えて、効能も知って使おう

医師から渡される薬はカタカナで薬の名前が書かれています。それを読めば患者さんも薬名を知ることができるのですから、患者さんも薬名は知っておくべきだと思います。そして、その薬の効能や副作用も、基本的なことだけで構いませんので知ったうえで使ってください。分からないことは医師や薬剤師に聞けば教えてくれるはずです。**分かりにくかったらメモに書いてもらうとよいと思います。**

薬のヒート包装に薬名がカタカナで書かれるようになったのは平成6年頃からです。それまではアルファベットで書かれていて患者さんには分かりにくいものでした。私は「患者学」の一つとして「薬名のカタカナ表示」を提言しました。それが朝日新聞の平成6年2月26日号に紹介されました。その効果もあっ

て薬名の日本語表示が進みました。

薬の日本語表示はＩＣとパターナリズムの違い（前項）の象徴的なできごとでした。

薬価差

保険で請求する薬価と医療機関が仕入れる薬価との差額を薬価差といいます。薬価差は医療機関の利益ということになります。

昔は医師の技術料が低く抑えられていました。その頃は医療機関は薬価差をあてにして経営していました。そのため「薬漬け」という言葉が氾濫し、医師批判の格好の材料になってきました。「薬漬け」という言葉は今でも根強く存在しています。

医療機関の経営は薬価差に頼っていてはいけない、経営は医療者の技術料によって行われるべきであるという正論が昭和50年代にようやく台頭しました。そして、今でも忘れられないのですが、昭和56年（１９８１年）６月の保険改定のときに衝撃的ともいえる薬価の引き下げが行われました。私も開業したばかりで、その引き下げ幅の大きさにはショックを受けました。私はその時のことを「**56年6月ショック**」と名づけました。

昭和56年の薬価引き下げの時には、同時に医師の技術料も大幅に引き上げられまし

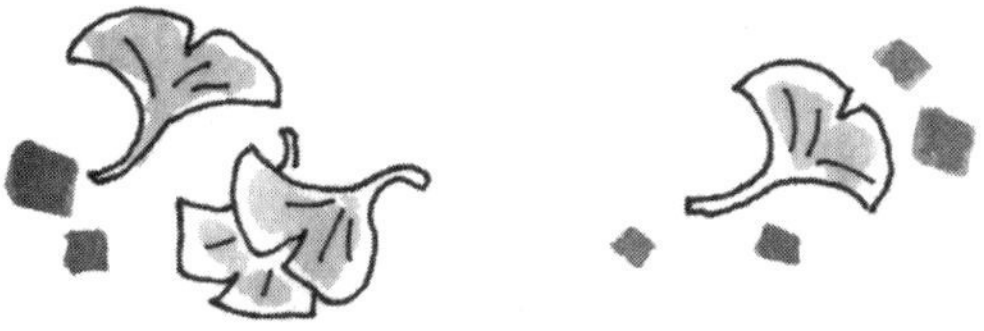

た（次項）。

現在では先発薬については薬価差はまったくありません。私はそれでよいと思っています。また、私はジェネリック医薬品は使っていないので、ジェネリックに薬価差があるかないかは分かりません。

医師の技術料

薬価差がなくなり、医療機関の経営は医療者の技術料によって成り立っています。

開業医の場合、医師の技術料は主に初診料、再診料、特定疾患療養管理料です。これらの保険点数の年次推移は表1のとおりです。

初診料、再診料、特定疾患療養管理料の三者とも、昭和56年に急に高くなっています。これが前項目で述べた「56年6月ショック」の実態です。

「**特定疾患療養管理料**」というのは、主に内科の慢性疾患で通院中の患者さんに適用される点数のことです。内科の慢性疾患でも腎炎や痛風などは適用されません。腰痛などの慢性疾患も対象外です。

初診料、再診料、特定疾患療養管理料の点数の変遷　**表1**

	初診料	再診料	特定疾患療養管理料（月２回算定できる）
昭和40年	24	3	0
47年	50	5	13
56年	120	60	100
平成２年	175	81	157
8年	250	112	200
18年	270	123	225
30年	282	124	225

「特定疾患療養管理料」は月2回までの算定です。

特定疾患療養管理料

前項で、特定疾患療養管理料は医師の技術料であると書きました。この管理料は医療機関の大きさによってかなり違います。平成30年（2018年）4月現在の点数は表2のとおりです。

診療所は一回225点、200床以上の大病院では0点です。

医師の技術料ともいえる、この管理料の点数がどうしてこんなに違うのでしょうか。

大病院は入院患者をよく診なさいということで、厚生労働省は大病院の外来機能を低く評価しています。それでこの管理料の点数が低いのです。その結果、診察料については大病院の方が安くなってしまいました。

患者さんの大病院志向を防ぐため、大病院では紹介状なしでは診ないというような対策がとられています。

特定疾患療養管理料
（医療機関別） 平成30年4月 **表2**

診療所	225点
100床未満の病院	147点
100～199床の病院	87点
200床以上の病院	0点

医療費高騰について

医療費高騰といわれて久しいですが、**高騰の主たる原因は、医学の進歩による新薬と新しい検査法の進出によるものです。**高齢者が増え、病人が増えていることも原因になっているでしょう。国民および医療者の努力で世界に冠たる保険制度を構築してきましたが、国民の負担も、医療者の努力も限界に近づいています。

病人としては、必要な新薬、新検査法を利用して病気を治したいのは当然です。しかし、そのために医療費が高騰していることも事実です。

国民として、中負担・中福祉がよいのか、高負担・高福祉を求めるのか、議論のあるところです。医者のエゴだけで医療費が高騰しているのではないことは、お分かりいただけると思います。医師としては、医療の質を落とさないで、薬の使用量や検査の回数を減らす努力も必要でしょう。**医療費削減のためのもう一つの提案として、薬の値段をもう少し安くしてもらいたいです。これは製薬会社と厚生労働省が努めるべきことです。**

患者さんの立場としては、自分の服用している薬や検査など、医療全般について、その内容を理解し、納得して利用することが、医療費の合理化に繋がるのではないでしょうか。

アメリカの医療

日本では国民全員が社会保険や国民健康保険などの公的保険に入っています。

アメリカでは多くの人はＨＭＯと呼ばれる民間保険に入っています。65歳以上の人を対象にしたメディケア、低所得者を対象にしたメディケイドというシステムもあります。どの保険にも入っていない人も５５００万人います（総人口は３億２４００万人、表３）。オバマ前大統領は、この無保険者を減らすためにオバマケアという政策を出しました。トランプ大統領は、オバマケアはお金がかかりすぎるということで廃止しようとしています。

いずれにしてもアメリカでは公的保険はかなり限定的です。民間の保険会社が保険を支配しています。保険会社が認めないと医療費は支払われませんから、患者さんも医師も大変です。日本に比べて医療費も高く、多くの国民が苦労しています。

一方、アメリカでは専門医制度がしっかりしていますから、お金持ちは専門医の高度な医療を受けることができます。

アメリカ人の健康保険加入状況 **表3**

総人口	3 億 2,400 万人
メディケア（65 歳以上の高齢者対象）	4,500 万人
メディケイド（低所得者対象）	3,200 万人
民間保険（HMO など）	1 億 9,200 万人
そのほか（どの保険にも入っていない）	5,500 万人

イギリスの医療

イギリスは自由経済社会ですが、医療だけは国営です。国営にした理由は医療費を抑制するためです。

ＮＨＳ（National Health Service, 国民保健サービス）というシステムでは、市民は決まった一人の「家庭医」に登録し、病気になったらまずその医師を受診します。専門医療が必要になったときは、その「家庭医」の紹介で専門医を受診することになります。予約に時間がかかり、医療が硬直化して活力に乏しいといわれています。ＮＨＳではなく自由診療を受診する市民も多いのが実情です。

ドイツの医療

わが国と同じような公的保険に90％の人が加入しています。所得の多い10％の人は公的保険に入れてもらえず、個人的に民間保険に加入しています。また、病院は紹介患者さんしか診ないので、外来が大混雑することはありません。

世界の医療

医学の進歩とともに医療費が高騰し、どこの国でも困っています。世界の中で、日本の医療はどのように位置づけられているのでしょうか。

国内総生産（ＧＤＰ）に対する総医療費の割合をみると、日本の平均寿命は世界一なのに医療費は17番目です。これは日本の医療制度が効率よく機能しているということがいえます。

日本の医療が低医療費だというと、そんなはずはないと思うかもしれませんが国際的にはそのように評価されています。なぜ低医療費なのでしょうか。その理由はわが国のきめ細かな保険制度にあると私は思います。

自由主義経済のわが国において、医療保険だけはかなり社会主義的な規制を受けています。細かく規制された制度によって日本の医療が実績を上げているのです。

わが国の制度も今のままでよいとはいえません。本書では、その課題について考えています。

日本の医療の特徴は「国民皆保険」と「フリーアクセス」です。医療費について、急性虫垂炎（盲腸）で入院したときの総費用はニューヨークで250万円、ロンドンで115万円、日本では38万円というデータもあります。フリーアクセスというのは、受診が他の国より比較的自由なのです。

私が老人ホームに入所体験して分かったこと

私は平成21年（2009年）9月から7か月ほど介護付有料老人ホームに入所していたことがあります。

私の妻が同年4月に脳出血で倒れて半身麻痺となり、日常生活が不可能になりました。私は炊事、洗濯など何もできない人間でしたので、夫婦揃って老人ホームにお世話になることになりました。

その老人ホームには80名が入所していて、平均年齢は80歳を少し超えていました。

そこには認知症の方が多数いました。そこで私が思ったことは、認知症の方々はもっと対話を求めているのではないかということでした。

認知症の方々も家庭ではどうしても対話不足になってしまいます。そのことが認知症の方のストレスになっているのではないかと思いました。

ホームの職員は入所者と会話するのが一番の仕事です。会話するにも限界はありますが、家族にはできない会話力があると感じました。会話が増えるだけで入所者は元気になるようにみえました。

高齢者でも家族と暮らすのが一番ですが、そのお宅の条件によっては、老人ホームで暮らすのも一つの選択肢かと思います。もちろん経済的な課題はありますが。

医師の病気体験

医師も自分が病気体験をして初めて患者さんの気持ちが分かるということがよくいわれます。

私も平成11年（1999年）、57歳の頃にかかった無熱性肺炎のときには、レントゲンの影が肺がんと似ていて、影が消えるまでは不安のときを過ごしました。

平成23年、68歳のときには「これまでに経験したことのないほど強い腰痛」になりました。整形外科の先生はCT検査をして椎間板ヘルニアと診断し、「3週間後にはよくなるでしょう。その間、痛みを我慢してください」とのことでした。そのとおり3週間後にはよくなりました。このときには、専門医の診断力に感謝しました。

平成24年には、心房細動（50頁）を発症しました。幸い今は落ち着いていますが、経過注意というところです。

医学部でも学生には「医の倫理」は教育されていますが、医学生たちに患者さんの気持ちを体験させることも必要であると考えます。その方法の一つとして、心電図の被験者になるとか、実際に一時間くらい点滴を受けてみるようなことを実習に取り入れてみたらどうでしょうか。

熱があって救急医療が必要なとき（発熱のとき慌てないために）

子供の時間外の診療では発熱が一番多い症状です。

熱性けいれんでも5分以内に落ち着けば、しばらく様子をみても大丈夫です。子供の発熱で早めに救急外来を受診した方がよい場合として、①生後3か月未満で38℃以上の熱がある、②けいれんが5分以上続いた、③水分がとれずにぐったりしている、④くりかえし吐く、などがあります。

日本小児科学会では『こどもの救急』という冊子を作りました。この冊子では救急で子供を受診させるべきかどうかの目安について書かれています。これは小児科学会のホームページでも見ることができます(http://kodomo-qq.jp/)。

子供はよく熱を出します。食欲がなくても、水分が少しずつでもとれていれば慌てなくてよいのです。

一晩様子をみて、翌朝かかりつけの医師を受診すればよいことがほとんどです。

解熱剤の使い方について

子供の発熱のときに解熱剤を使うことの可否について、新聞などでは否定的な記事があります。厚生労働省の「インフルエンザによる発熱に対して使用する解熱剤について」という情報は、解熱剤の使い方について参考になります。これは厚生労働省のホームページ（http://www.mhlw.go.jp/houdou/0105/h0530-4.html）に出ています。

この資料では、子供がインフルエンザにかかったときの解熱剤としては、アセトアミノフェンという薬の使用が適切であるとしています。

ポンタール、ボルタレン、アスピリンなどの解熱剤の使用は好ましくないとしています。これはアセトアミノフェン以外の解熱剤の使用と、インフルエンザ脳症の重症化との関連があるかもしれないという疑いがあるからです。

小児科専門医は解熱剤の使用について、どのように考えているのでしょうか。医学雑誌のある論文によると「解熱剤を使用する」とする小児科医は84・5％、「使用しない」とする小児科医は14・5％でした。

私も解熱剤は乱用しないで、アセトアミノフェンを注意深く使うのがよいと考えます。一時的に熱が下がると気分もよくなって、食欲も少し出て、寝つきもずっとよくなります。それにより体力が増し、自然治

癒力を助けます。小児用のアセトアミノフェン製剤には、粉薬、錠剤、座薬などがあります。市販されている小児用バファリンCⅡは、アセトアミノフェンの錠剤としてよく知られています。

熱中症などでは解熱剤を1～2回使うと全身状態が著明に改善します。使わないと苦しみが続きます。熱があるときには体がウイルスと闘っているのだから、解熱剤は使わないほうがよいという説がありますが、これはあくまでも一つの説に過ぎません。確たる根拠はありません。ここにお示ししたように、解熱剤を使って楽になることの利点が優先すると考えるのが多くの医師の常識です。

熱はきわめて大切な症状です。発熱はしばしばあることで、原因もいろいろです。熱が続くということは体に炎症があるわけですから、熱の経過をメモして（191頁）、注意深く病状を経過観察していくことになります。

小児時間外診療の中核となる、「発熱のときの注意」は本書でも一番力を入れて考えました。発熱のときの、その他の注意、ひきつけのときの注意、熱が続くと頭が悪くなるのかなどについては、189頁以降でも解説しましたので、そちらの方もよく読んで参考にしてください。

10代へのタミフル使用解禁へ

タミフルという薬は平成14年（2002年）からインフルエンザの治療薬として使われるようになりました。タミフル使用後、異常行動で死亡する例が2例みられ、平成17年から10歳代でのタミフル使用が見合わされるようになりました。

タミフルが使われるようになった平成14年より前にも、高熱のため意識障害を起こすことはよくありました。そして、その後の研究で、タミフルの使用と意識障害惹起の因果関係は不明という結論になりました。

10歳代の人たちへのタミフル使用は原則禁止でしたが、このような経過を経て、厚生労働省は平成30年（2018年）5月16日、この使用禁止を解くことを発表しました。

しかし、今でも現場では「タミフルはこわい」というお母さんたちの意見は少なくありません。私は、吸入薬などが使えず、タミフルしか使えない子には使用するのがよいと考えています。

タミフルの使用解禁とは直接は関係ありませんが、平成30年3月からインフルエンザの新薬としてゾフルーザという薬が認可され注目されています。

緊急入院に備えて

近年、わが国では高齢者が増加し、それに比例して救急車などを利用して、緊急入院する人が増えてきました。

入院にあたっては、これまでの健康診断の結果や、今使っている薬の名前などを救急医などに伝える必要があります。

緊急入院が必要になる病気としては、心筋梗塞、狭心症、脳卒中（脳梗塞、脳出血、くも膜下出血）、転倒事故などが多いです。

これまでの健康診断の結果については、１７５頁の表が役立ちます。また、いつも使っている薬については２０１頁の「健康ノート」が役立ちます。

いずれも、緊急時に備えて普段からこれらを用意しておいてください。

健康情報の俗説について

物が豊かになり高齢者も増加して、健康への関心は高まっています。テレビでも健康番組は花盛りですし、健康に関する本もよく売れています。

それらの情報の中には、誤ったものや学問的に不確実なものが、たくさん混じっています。

発熱のとき風に当てるなといわれて、外出を控えて一日中家の中にいてストレスがたまって、不機嫌な赤ちゃんもいます。どんな病気でも、どんなに熱があっても、子供は外に出して気分転換しないと、病気はよくなりません。はしかのときでも、体力に負担のかからないようにして外出するのはよいことです。

熱のあるときには冷やすものだと決めつけて、子供をむやみに冷やそうとする親もいますが、これも誤りです。熱の出始めのときには冷やすと気分が悪くなります。ガタガタ震えるようなときには、温めたほうがよいのです。親に抱っこしてもらうのが一番よいでしょう。

体重を減らすには運動より食事療法が大事です。いくら運動しても食べ過ぎては体重は減りません。食事は極端に減らす必要はありません。普通に食べてよいのです。運動するひまがないと嘆いている人もいますが、そんなに長い時間運動する必要はありません。

夜中に水分を取った方がよいといわれて水を飲みすぎ、トイレ通いでよく眠れないという人もいます。夜間の水分摂取は一回につき一口（お猪口一杯）でよいのです（117頁）。

そのほか、健康情報は玉石混交です。本書では実際に役立つ情報提供に心がけて編集しました。

第二章◎知っておきたい病気の基礎知識

第二章ではプライマリ・ケア（一次医療）における医学的基礎知識について書きます。

病気の基礎知識について勉強していただくのが本書の一番の目的ですから、この章が本書の中心になります。自分の当てはまるところは繰り返し読んでいただき、病気の管理、健康増進にご利用ください。

1 循環器系の病気（高血圧・心臓病）

心臓のしくみと働き

心臓は、成人ではにぎりこぶしほどの大きさで、胸部のやや左側にあり左右の肺にはさまれて存在します（図1）。重さは約250gくらいです。

心臓は2つの心房と2つの心室、計4つの部分からなります。心房は静脈からの血液を受け入れる部分であり、心室は動脈へ血液を絞り出すポンプの役目をしています。

心臓は休むことなく動いており、1分間の拍動

図1　心臓のしくみ

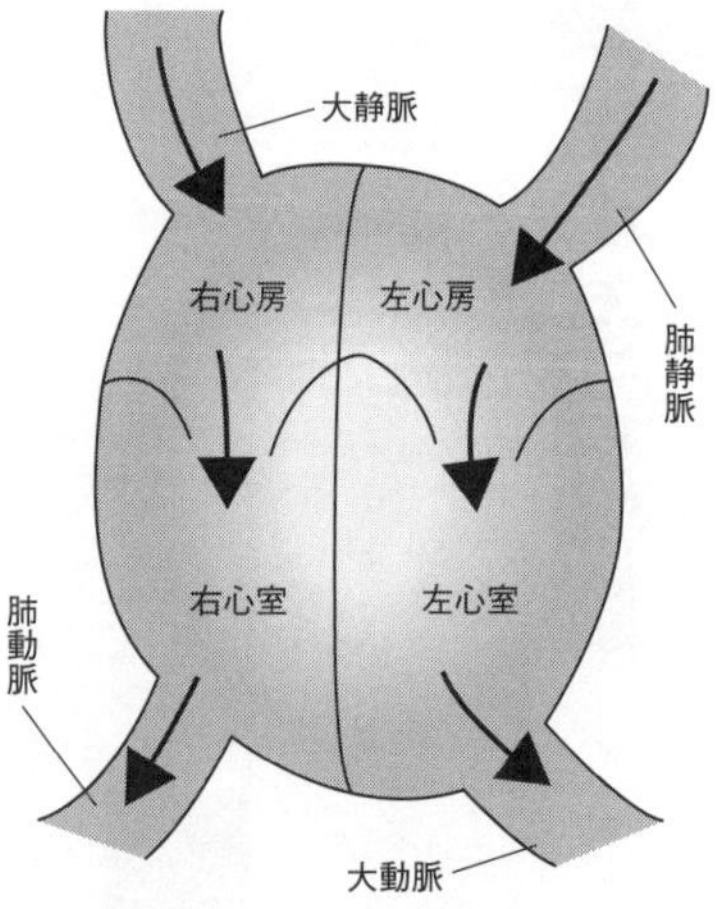

数を70回とすると70年間に約２６０億回、１回の拍動量を60㎖とすると約1億５０００万ℓの血液を送り出すことになります。

人の体の中の血液の量は、成人で約４～５ℓ（体重の約７％）です。また、血液が全身をひと回りするのに要する時間を「循環時間」といいますが、これは平均して約50秒です。

正常の場合、心臓の拍動数は成人で1分間に60～75回、生まれたばかりの新生児で１３０～１４０回、0歳児で１２０～１３０回、幼児では90～１２０回です。この拍動数は、運動したり熱が出たり緊張したりすると大人でも速くなります。

血圧とは

血圧とは「血液が血管内で示す圧力」のことです。血圧には最高血圧（最大血圧または収縮期血圧ともいう）と最低血圧（最小血圧または拡張期血圧ともいう）があります。最高血圧とは、心臓が収縮して血液が大動脈に入るときの動脈壁にかかる圧力のことです。

心臓から血液を送り出したあと、左心室は拡張して血液がたまるのを待ち、血液がいっぱいになるとまた収縮します。そして、心臓の拡張期の終わりに動脈の壁にかかる圧力が最も低くなりますが、このときの血圧を最低血圧とよびます。

年齢と血圧

年齢に関係なく140／90以上を高血圧といいます（178頁）。これは日本高血圧学会により平成26年（2014年）に改正されたもので「高血圧治療ガイドライン2014」として利用されています。

何回か血圧を測って、140をいつも超えるようになったら血圧の治療が必要です。75歳以上での基準値は150／90以下です。

血圧を測るときの注意

血圧を測るときに一番大切なことは、血圧計のマンシェット（腕帯。腕に巻く部分）が正しく巻かれていることです。秋から冬にかけて寒くなると厚着になり、どうしても腕まくりが不十分になります。そうした状態でマンシェットを巻くと血圧が測りにくく、正確な数字が得られないおそれがあります。

たとえば、衣服の上からマンシェットを巻いて測ると最高血圧が実際の数字より少し高めに、また衣服で上腕を圧迫した状態で測ると最低血圧が低めに出ます。マンシェットの幅は13㎝ありますから、肘から13㎝以上の余裕をもって腕まくりしてください。冬などで長袖を3～4枚着ているときは、血圧を測る方の腕はシャツ一枚になるか、片袖は全部脱がないとマンシェットを正しく巻けません。

面倒かもしれませんが着衣について、医師から指示がでることがあるかも知れません。

また、あわてて測らないで、15～20分安静にしてから測ったほうがよいでしょう。

家庭で血圧を測るときの注意については、46頁を参照ください。

血圧ノートを作る

家庭用血圧計が普及してきたこともあり、自宅で血圧を測る人が増えています。測った血圧の数値は記録しておくとよいです。記録しておくノートはどんなものでもよいでしょう。大学ノートでもいいし、小さなノートでもかまいません。

表4は記録の方法の見本です。測定の回数は週に1回でもいいし、時間の余裕のある人は毎日測る人もいます。

測る時間は朝、夜など、時間を変えて測るとよいでしょう。人によって朝に高いタイプや夜に高いタイプがあります。それによって薬を飲む時間を変えることがあります。

表4の方法だとノート1頁で20回から30回記録できます。

ノートを通院時に持っていって、医師と一緒にみて、薬の使い方などを検討するとよいでしょう。

血圧ノート　表4

日にち	時刻	血圧値	脈拍数	体重など
2018.5.5	8 AM	140/82	72	
5.7	8 AM	136/82	70	

高血圧症の原因

①遺伝、②年齢、③食塩のとりすぎ、④肥満、⑤脂質異常症、⑥ストレスや睡眠不足、⑦その他（腎臓

病や心臓病にともなう高血圧症)。

以上、高血圧症の原因はいろいろなものがあります。たとえば、コレステロール値が高いだけで高血圧になるわけではありません。いろいろな原因が複雑にからみ合って高血圧をきたすのです。

高血圧治療薬の種類について

最近では高血圧の治療薬としてたくさんの種類が用いられるようになりました。その中の代表的な薬の種類は表5のようになっています。

①利尿薬

尿を増やすことによって血圧を下げる薬です。この薬はかなり昔から使われている薬で、人によっては尿が近くなりすぎて使えないこともありますが、ほとんどの場合はそれほど副作用は出ません。

その意味でもよい薬なのですが、糖尿病やコレステロールの多い人、尿酸の多い人は使わない方がよいでしょう。また、尿が近くなりすぎてつらかったら、すぐに医師に申し出て使用を中止してください。

この薬は、平成14年(2002年)のALLHAT(オールハット)という世界最大規模の臨床研究で、高血圧の治療薬として再評価されました。昔からの薬なので薬価も安く、少量をうまく使うと有効です。

②β遮断薬

βブロッカーともいわれます。この薬は脈拍数の少ない人には使えません。

③α遮断薬

αブロッカーともいわれます。副作用として起立性低血圧（立ちくらみ）を起こすことがあります。

④カルシウム拮抗薬

現在、高血圧の治療薬としては最も多く使われています。顔がほてったり、のぼせたりという副作用が出る人もいます。尿が近くなる人もいます。

⑤アンジオテンシン変換酵素阻害薬（ＡＣＥ阻害薬）

この薬の副作用として、咳とか味覚異常が出ることがあります。

⑥アンジオテンシンⅡ受容体拮抗薬（ＡＲＢ）

めまい、動悸などの副作用を示すことがあります。咳の副作用はほとんどありません。

降圧薬の種類と作用　表5

降圧薬の種類		おもな作用	代表的な薬の名前
利尿薬		尿を増やしてナトリウムと水を排泄する	ダイクロトライド、フルイトラン
交感神経抑制薬	β遮断薬	心臓のポンプ力および心拍数を落とす	セロケン、インデラル、テノーミン
	α遮断薬	交感神経の作用をおさえ、血管収縮を解除する	カルデナリン、ミニプレス
カルシウム拮抗薬		血管を広げる作用が強い	カルスロット、アダラートL、ヘルベッサー
アンジオテンシン変換酵素阻害薬（ACE阻害薬）		血管を収縮させ、血圧を上げる作用のあるアンジオテンシンの生成をおさえる	カプトリール、レニベース、セタプリル
アンジオテンシンⅡ受容体拮抗薬（ARB）		アンジオテンシンⅡの働きをおさえる	ブロプレス、ニューロタン

高血圧の治療＝薬以外の方法

高血圧症は脳卒中や狭心症、心筋梗塞の原因となるので治療が必要です。治療法は、薬以外にも次にあげるようないろいろな方法があります。

①食塩の摂取量を1日10ｇ以下とします。

②カリウムが多く含まれる野菜、果物、いも類、豆類などをできるだけ摂取します。カリウムは、適量をとると体からナトリウムを排出し、血圧を下げる働きがあるからです。ただし、腎臓障害がある場合はカリウムのとりすぎはよくありません。

③肥満の人は体重を減らす。

④適度な運動を毎日30分くらい行います。速足で歩くだけでよい。むしろ過激な運動は避けるべきでしょう。

⑤アルコールを制限します。

⑥禁煙。

⑦動物性脂肪（牛や豚などの脂身）の制限。魚を食べるのがよいでしょう。

⑧ストレスを減らし、心にゆとりをもった生活を心がけます。また、睡眠不足にならないように注意します。

血圧の薬は一生続けて飲まなければいけないのか?

血圧を下げる薬を使いはじめると、一生続けなければいけないのではないか――そう信じている患者さんも多いのですが、そう決まったわけではありません。一時的に血圧が高くても食事療法やストレス解消で血圧が下がることがあり、血圧がすっかり落ち着いたら薬を減量したりやめることもできます。ただし、その場合には勝手にやめないで医師によく相談しなければいけません。また、薬を中止した後も月に1、2回は経過をみていくことも必要です。季節によって血圧値が変わる人も多く、冬には高く、夏には下がる人も多いのです。

白衣高血圧

白衣高血圧とは、医師に血圧を測ってもらうときに緊張して血圧が上がってしまうことです。たしかに医師の前では過度に緊張してしまう人がいますが、これは、ある程度避けられない心理といえるかもしれません。こうした人は、かかりつけの医師のもとで、ゆったりした気持ちで血圧測定を受けるとよいでしょう。

はじめて血圧を測ると、緊張のためか少し高く出る傾向がありますが、繰り返して測ると下がってくることもよくあります。

血圧を家庭で測る

最近では家庭用血圧計が普及して自宅で血圧を測る人が多くなりました。血圧計の精度もだいぶよくなってきました。

日本高血圧学会では家庭用血圧計について、上腕にマンシェット（腕帯）を巻くタイプのもので測ることとしています。手首や指先で測る血圧計もありますが、それらは不正確なのでおすすめできません。

もし家庭用血圧計で正確に測れているかどうか疑問に思った時には、外来に家庭用血圧計を持っていって測ってみて、医師の測る水銀血圧計による数値と比べて、血圧計の正確さを確認するとよいと思います。このような手間はかかりつけの医師ならば快く応じてくれるでしょう。

自宅で血圧を測るときには2～3回測って、その平均値を『血圧ノート』に記録しておきます。

血圧値は測るたびに、いつも同じというわけではありません。最高血圧も最低血圧も10までの違いならば良しとします。それ以上の違いが続く場合には正確に測れているとはいえないので、血圧計の正確さなどについて医師と相談してください。

医師が使っている水銀血圧計と家庭用血圧計とでは、使用法がずいぶん違います。着衣など細かい注意点もあるので、医師と相談しながら経過をみてください。

低血圧

低血圧の人は、心臓や血管への負担が少ないので長生き体質ともいえます。やせ気味の人が多く、胃腸もやや弱い傾向があります。195頁の「立ちくらみと貧血」の項も参照してください。

冠状動脈・冠硬化症・冠不全とは

冠状動脈は心臓の表面に存在し、心臓自体を養っている血管です（図2）。冠硬化症とは冠状動脈の硬化症のことで、冠状動脈硬化症のために血流が不十分になった状態を冠不全といいます。

狭心症

〔原因〕冠状動脈硬化症のために冠状動脈の血流が不十分になると狭心症を起こします。過度の運動、興奮、不規則な生活、ストレスなどが誘因に

図2　心臓と冠状動脈

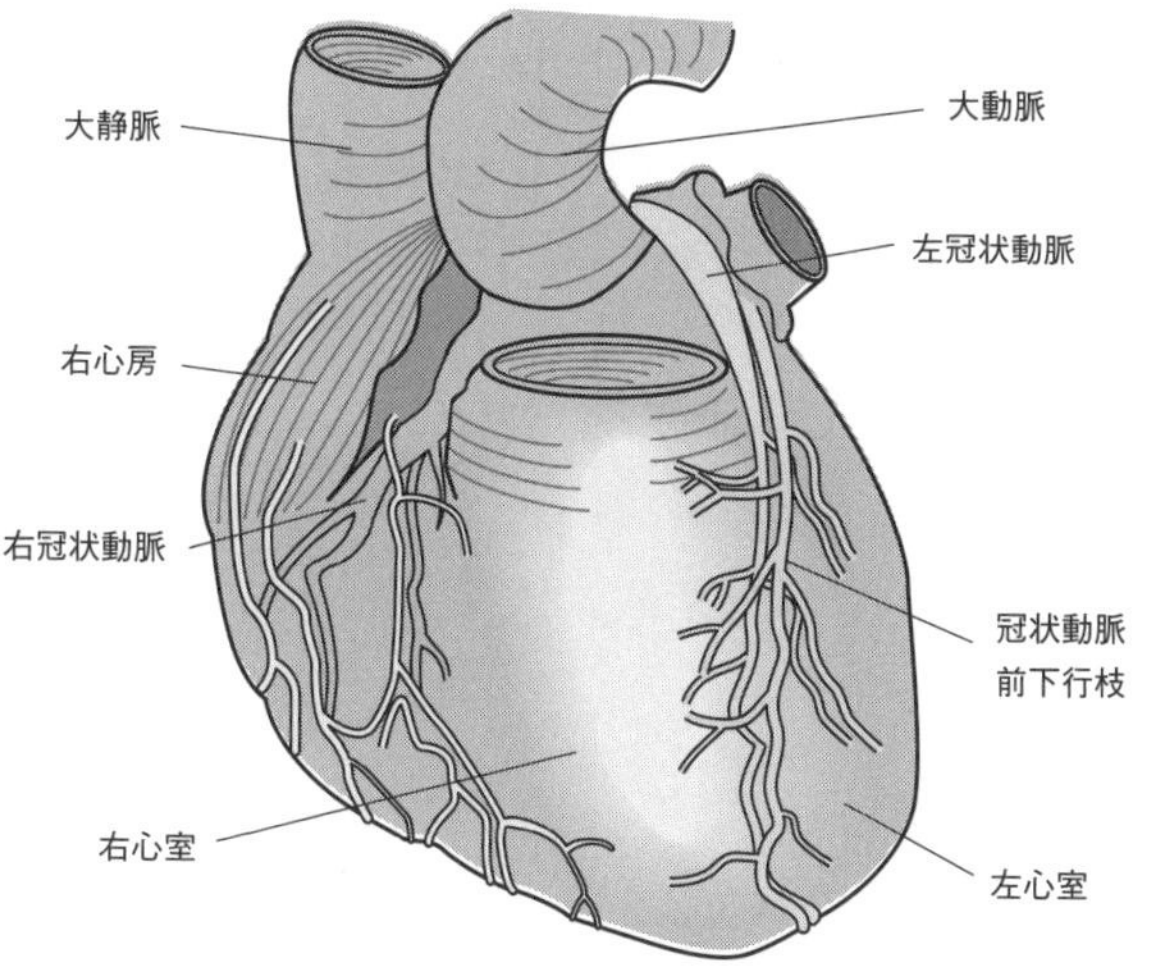

なります。労作時だけでなく安静時に発作を起こすタイプもあります。

〔症状〕胸部を締めつけられる感じ、胸部の痛みなどを訴えます。狭心症の人が心筋梗塞を起こせば生命にかかわりますが、狭心症だけで生命を落とすことはありません。

〔治療〕発作が強いときはニトロールやニトログリセリンの舌下錠を使いますが、舌下錠は薬をのみ込まずに舌の下において溶かします。

心筋梗塞

〔原因〕冠状動脈が動脈硬化のために閉塞し、血液の供給が行われずに心筋が腐ってしまうために起こります。狭心症の場合は冠状動脈の血流が不十分とはいえ、血流が途絶えることはありませんが、心筋梗塞では、冠状動脈がある部分で完全に閉塞するため、その先の血流が途絶えて心臓を養うことができなくなり、重症になれば死に至ります。

〔症状〕締めつけられるような胸痛のほか、左肩やみぞおちの痛みを訴えることもあります。

〔診断〕心電図や血液検査をして診断を確定します。発作が起きたときには迅速に病院に運ばなければいけません。

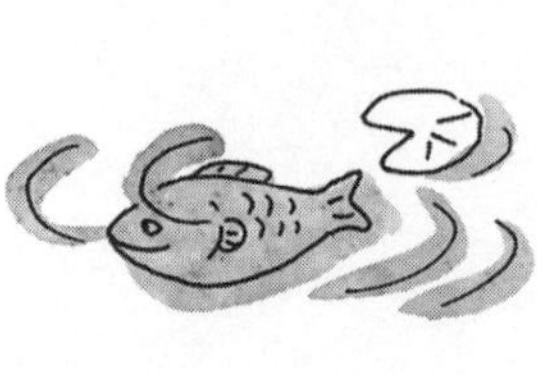

狭心症と心筋梗塞の予防

心筋梗塞の三大原因は高血圧、脂質異常症、喫煙（タバコ）です。また、その他の誘因として糖尿病、肥満、ストレス、運動不足、体質などがあげられます。狭心症の原因についても同じように考えてよいと思います。したがって、心筋梗塞、狭心症を予防するには食生活の改善、禁煙、ほどよい運動、ストレス解消などを心がけることが大切です。

不整脈(脈の乱れ)

脈は、心臓の動きに対応しており、手首などの部位で触れることができます。正常では脈は規則正しく打ちますが、病気になると脈が乱れることがあります。日常よくみられる脈の乱れ（不整脈）は期外収縮と心房細動で、どちらの不整脈も心電図で観察することができます。40歳をすぎると加齢とともに増えてくる病気です。

期外収縮は、心臓が一時止まったように感じたり、心臓がドキンと感じることがありますが、まったく自覚症状のない人もいます。医師が脈を診て発見することもあるし、水銀血圧計で血圧を測っているときに脈の乱れをみつけることもあります。期外収縮の原因は高血圧、動脈硬化、心臓弁膜症などです。そのほか、ストレスや睡眠不足も関係しますから、その点も注意してください。期外収縮はしばしばみられる病気ですから心配しすぎてもいけませんが、回数が多い人は薬を使って治療する必要があります。たまにしか起こらない人は薬を使わなくても自然に治ってしまうことがあります。

心房細動は絶対性不整脈ともいわれ、期外収縮に次いでよくみられる不整脈です。脈の触れ方が不整なだけでなく、一つ一つの脈の大きさが大小不揃いになってきます。原因となる病気は期外収縮とまったく同じです。期外収縮と同様に慢性に続くこともあり、また一過性のこともあります。

その他の不整脈として洞性不整脈、房室ブロック、WPW症候群、心室細動、洞不全症候群などがあります。

主な先天性心疾患

先天性の心臓病は、生まれてくる子供の150人に1人の割合でみられます。そのうちの主なものについて解説しましょう。

❶心室中隔欠損症

心臓の左右の心室の間に穴が開いている奇形です。生まれてくる子供1000人のうち1～2名の頻度でみられ、先天性心臓病の20～25％を占めています。この穴のごく小さい場合は自然にふさがることもありますが、穴の大きい例では手術をします。

❷心房中隔欠損症

心臓の左右の心房の間に穴が開いている病気です。女子は男子の3倍ほど多くみられます。小児期には症状が少なく、20歳ころから心不全（息切れや疲れやすさなど）や不整脈が起こってきます。検査をして欠損（穴）がある程度以上大きいときは手術をします。

❸動脈管（ボタロー管）開存症

生まれてくる子供の0・2〜0・4％にみられます。先天性心臓病の10〜15％を占め、男子より女子に多い病気です。胎児のときは大動脈と肺動脈との間を動脈管という管が通じています。正常の場合は、動脈管は生後24時間以内に閉じてしまうのですが、この病気ではその閉鎖がみられないため心不全を起こしてきます。病気が確定したら手術しなければなりません。

❹ファロー四徴症

1888年にフランスのファローという医師によって発見されました。チアノーゼ（酸素の少ない血液が流れるため唇や爪が紫色になること）を示す先天性心疾患として最も多い病気です。先天

図3　主な先天性心疾患

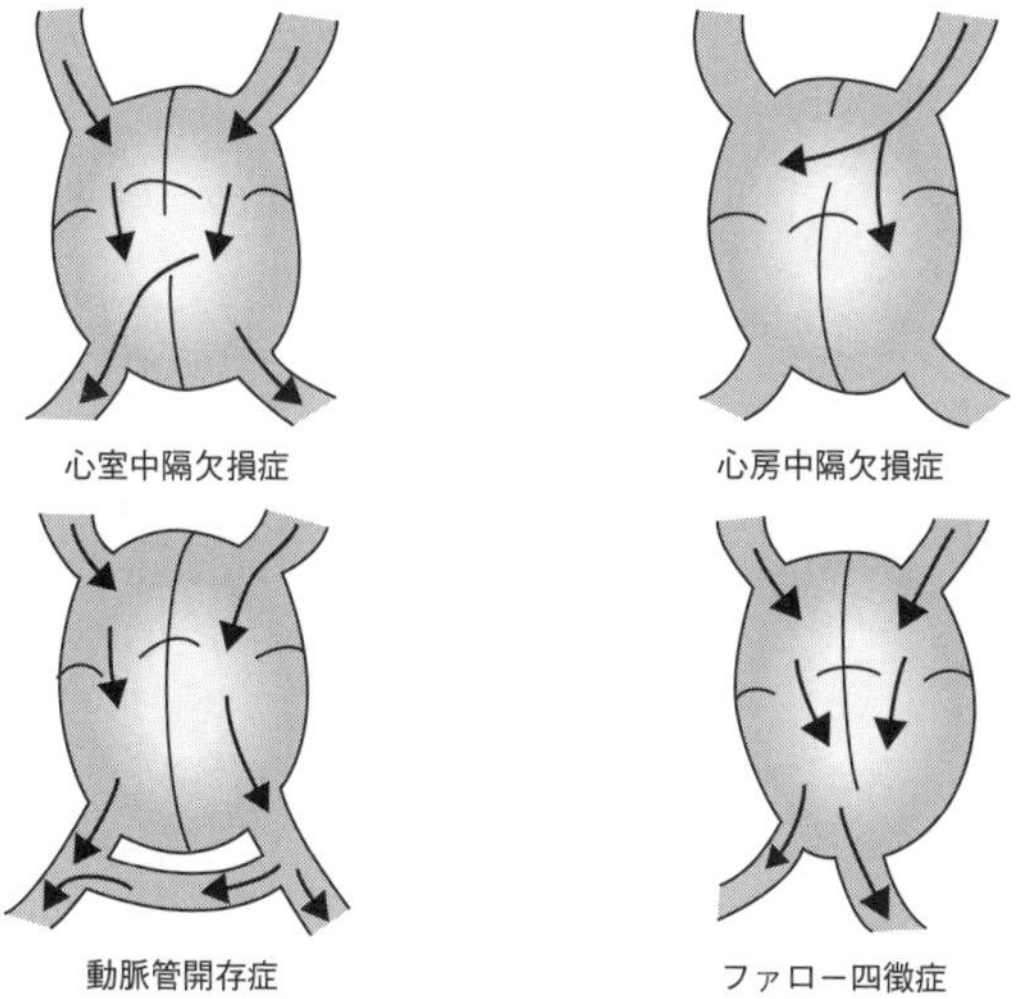

性心臓病のうちの10％を占めます。中心的病変は心室中隔欠損と肺動脈狭窄で、この２つの変化に右心室肥大と大動脈騎乗という変化が加わって４つの変化が揃います。手術が必要です。

❺肺動脈狭窄症

生まれてくる子供１０００人のうち約０・６人の頻度でみられ、先天性心臓病の８～11％を占めます。肺動脈弁が狭いため右心室に負担がかかり、右心室が肥大します。軽度の狭窄では症状が少ないのですが、狭窄が強いと呼吸困難などを起こすので手術の対象となります。

AED

最近、ＡＥＤ（Automated External Defibrillator）という言葉を新聞などでよくみます。ＡＥＤは日本語で自動体外式除細動器という意味です。

この器械は医療者だけではなく、一般の人でも使えるようになっています。駅など公共の場所に設置され、心停止した人にこの器械を使って心臓に通電して救命しようというものです。一般の人でも簡単な講習を受けておけば、いざというときに、この器械を使うことができるようになります。

ＡＥＤを受ける対象になるのは、原則として８歳以上または体重25kg以上の者とされています。

ＡＥＤの使用手順は次のようになっています。ＡＥＤにセットされている絵と音声に従えば、誰でも簡明に操作できるようになっています。

1. AEDの電源を入れる。
2. 電極パッドを傷病者の胸に2か所装着する。貼り付ける場所は絵で表示されている。
3. AEDから発せられる音声による指示に従って操作する。
4. AEDから「除細動適応」との音声による指示があった場合には通電ボタンを押す。このとき、誰も傷病者に触れないよう注意する。

2 消化器系の病気(胃腸・肝臓・胆のうの病気)

消化器のしくみと働き

消化器は、食物を送る管、すなわち消化管（食道、胃、小腸、大腸など）と、消化液を分泌する消化腺とからなります。消化腺とは唾液腺、肝臓、膵臓などです。

口から入った食べ物は、食道、胃、腸を経て肛門へ送られますが、その間に食べ物は消化され、栄養分は体内に吸収されます。食べ物が口から入って、便として排出されるまでの時間は表6のとおりです。

食べ物が口から入って、便として排出されるまでの時間　表6

	胃に到着	小腸に到着	大腸に到着	排　便
開始	1秒（液体）	5分	4～5時間	24～72時間
終り	30～60秒（固体）	4時間	12～15時間	

胃に入った食べ物は胃液によって消化されます。胃液はpH1・0～1・5の酸性の液で、1日に1500～2500㎖も分泌されます。ちなみに胃がいっぱいになったときの容積は約1ℓです。

小腸は6～7mの管で、十二指腸と空腸と回腸からなります。十二指腸は「指を12本横に合わせた長さ」という意味ですから、その長さは20㎝ほどにすぎません。胃から小腸に送られた食べ物はさらに消化され、栄養素が吸収されていきます。

大腸は「小腸に比べて太い腸」という意味ですが、長さは1・5mと小腸よりも短いのです。この大腸は、盲腸、虫垂、結腸、直腸からなります。さらに、結腸は上行結腸、横行結腸、下行結腸、S状結腸に分けられます（図4）。大腸の働きは、回腸より送られてきた液状の内容物から水と電解質を吸収し、便をつくり、肛門から便を外へ排出することです。

図4　消化器の解剖

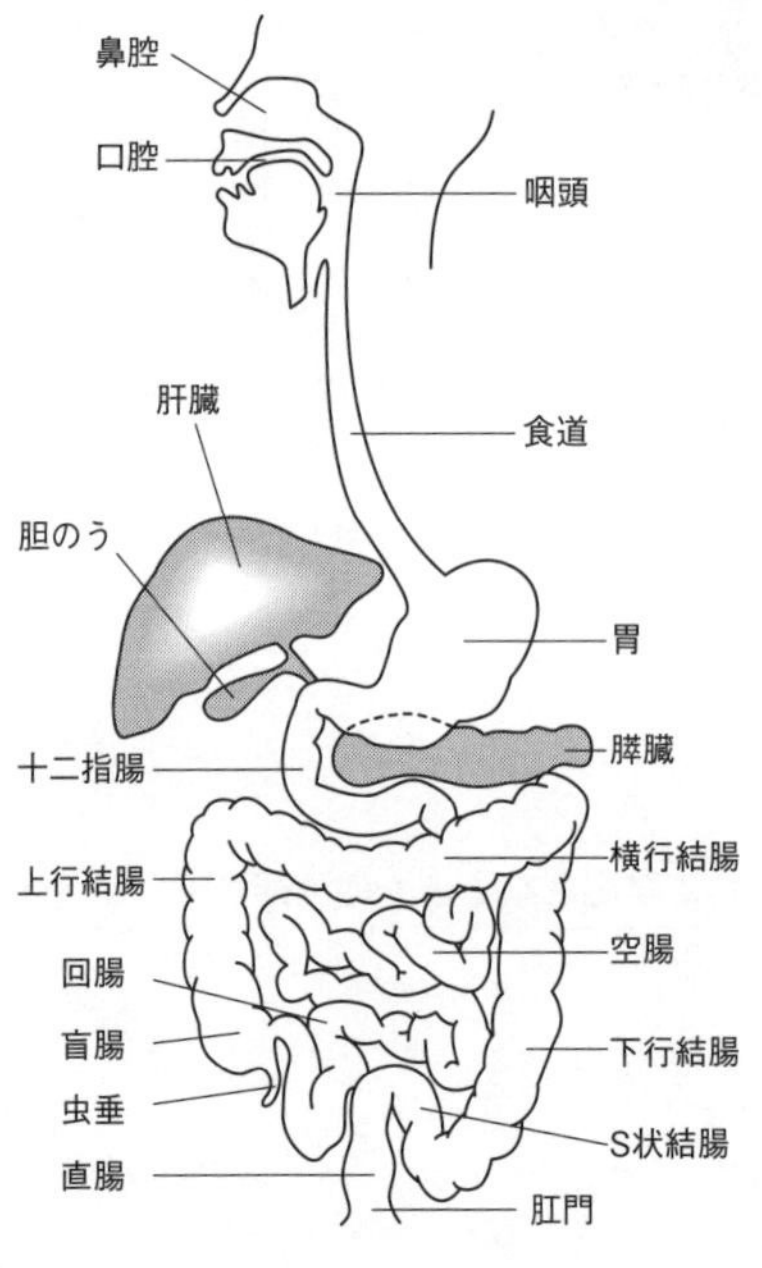

胃潰瘍と十二指腸潰瘍

潰瘍とは「皮膚、粘膜、角膜などにできる深部にまで及ぶ組織の欠損」と定義されます。胃と十二指腸には潰瘍ができやすいことはよく知られており、以前は胃潰瘍が多かったのですが、現在では胃潰瘍と十二指腸潰瘍の頻度はほぼ同じです。好発年齢をみると、胃潰瘍は40歳代が最も多く、次いで50歳代に多くみられます。また、十二指腸潰瘍は若年者、特に30歳代に好発します。ともに女性よりも男性に多い病気です。

〔原因〕暴飲暴食、酒・タバコ・コーヒーなどの飲みすぎが原因になり、また、ストレスもかなり関係してきます。薬の飲みすぎによる潰瘍もあります。

〔症状〕みぞおちの痛み、胸やけ、げっぷなどが主症状です。潰瘍からの出血のため血を吐いたり、便が黒くなることもあります。稀には痛みなどの症状がほとんどない潰瘍もあります。胃潰瘍では食後間もなく痛みがあり、十二指腸潰瘍では食後2〜3時間後、または夜中に痛むことが多いのが、症状上の大きなちがいです。

〔治療・予防〕暴飲暴食や酒の飲みすぎをやめ、睡眠を十分にとるなど、生活習慣を改善することも大切です。また、胃や腸は自律神経の支配を受けているので、胃潰瘍や十二指腸潰瘍はストレスと関係の深い病気でもあります。

図5

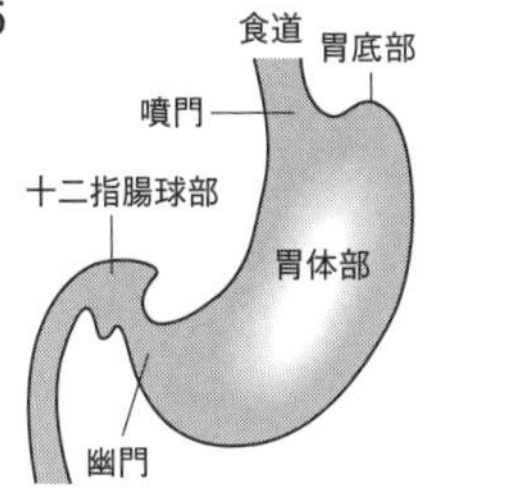

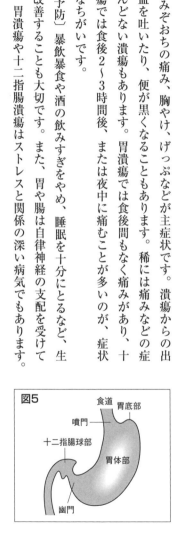

したがって、心の安らぎを得ることも有効な治療法になり、心身症の治療法がしばしば施されます。これは大人に限らず、子供にもいえることです。

胃けいれん

みぞおちの急な痛みのことを、俗に「胃けいれん」といいます。この症状を示す病気として胃炎、胃潰瘍、胆石症、胆のう炎、膵炎などがあります。前述したように心筋梗塞でもみぞおちが痛くなることがあります。

胃ポリープと大腸ポリープ

ポリープとは「粘膜の限局性隆起」で良性の変化です。胃ポリープは悪性化（がん化）することはほとんどありませんが、大腸ポリープは大腸がんとの関連が密なので積極的な治療が必要です。

大腸がんと便の観察

便に血が混じっているのに気がついて、大腸がん発見のきっかけになることがかなりあります。便についてくる、目でみて分かるほどの鮮紅色の出血

図6

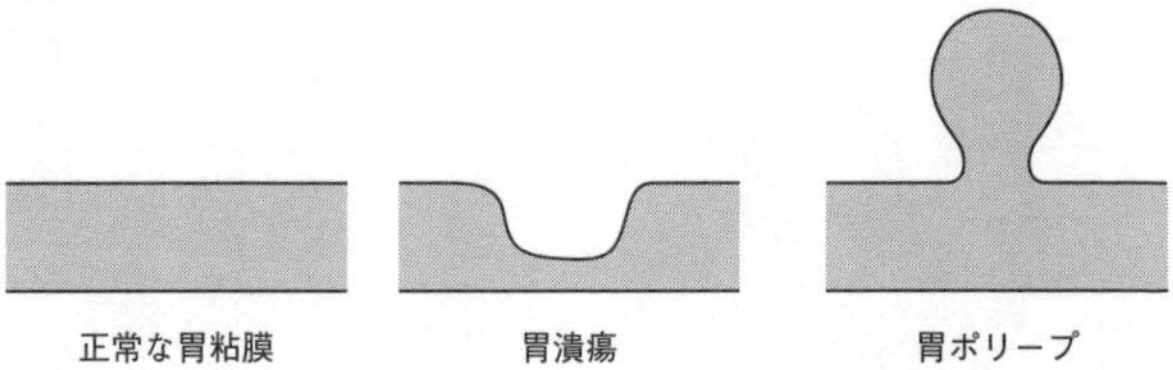

の原因のほとんどは、痔、大腸がん、大腸ポリープによるものです。出血があったら、最悪の場合は生命にもかかわりますから、何が原因であるのか鑑別しておく必要があります。このほかの血便の原因として潰瘍性大腸炎、腸結核、赤痢、急性腸炎などがあります。

ここで、胃炎、胃潰瘍、胃がん、十二指腸潰瘍などの上部消化管からの出血と、大腸などの下部消化管からの出血のときの、便の所見のちがいを考えてみましょう。上部消化管からの大量の出血のときは、「タール便」といってコールタールのように黒くなるか、黒褐色になります。また、大腸からの出血の場合は、鮮紅色の血液が便の回りに付着しています。ただし、いずれの場合も少量の出血は肉眼では分かりません。

洋式トイレでは、便の観察が不十分になりがちです。紙を落とす前に便の状態を観察してみてください。

大腸がんと便の検査

現在では、大腸がんの検診として便中の血液の有無を調べる方法をとっていますが、これを潜血反応検査といいます。「潜血」というのは、肉眼では見えない程度のわずかな血液という意味です。

健康診断を行い、この検査法で便を調べると１０００人のうち50人くらいの人が陽性に出ます。さらに、この人たちについて、大腸のレントゲン検査や大腸内視鏡などの精密検査をすると、この50人のうち１人の割合で大腸がんの人がみつかります。

腸閉塞（イレウス）

〔原因〕「腸内容の通過が障害された状態」を腸閉塞といいますが、その原因として、腹部の手術の後の癒着、大腸がん、腸の寄生虫、急性腹膜炎、急性膵炎などがあります。小児の腸重積（133頁）も腸閉塞の一種です。

〔症状〕腹痛、嘔吐、腹部膨満など。小児の腸重積では血便が出ます。

〔治療〕手術が必要なことがあります。腸重積は早期に治療すれば手術をしなくてすみます。

過敏結腸症（過敏性大腸症候群）

〔原因〕ストレスなどが原因で、腸管の働きに異常が起こる病気。神経質な人に多くみられます。患者さんの70％は10～20歳代で発病します。

〔症状〕便秘と下痢が交代で起こることが多く、便はウサギの糞のように硬く、小さく、コロコロしています。男性は下痢型、女性は便秘型が大半を占めます。

〔治療〕心理療法でストレスを取り除き、症状に応じて薬を投与します。また、適度な運動や休養、睡眠も有効です。

便秘を防ぐ

頑固な便秘に悩まされる人も多いのですが、便秘を防ぐには食事の注意や適度な運動が必要です。食事の注意として野菜や果物を多くとり、牛乳を飲むのもよい方法の一つです。

食事をして胃の中に物が入ると結腸が動きますが、これを胃結腸反射といいます。結腸が動くと便意を感じますが、この腸の動きは1日に1～2回あり、このときがお通じのつくよいチャンスなのです。これを我慢してしまうと便秘の原因になるので注意してください。何回も我慢を重ねると習慣性便秘になってしまうこともあります。また、便が出なくてひどい目にあうことがありますから、もしものときに備えて浣腸薬は常備しておきましょう。

浣腸のコツは浣腸薬を入れた後できるだけ排便を我慢することです。我慢が不十分だと薬だけ排出され便は出てきません。一回浣腸しても便が出ない時は、もう一回浣腸することもあります。浣腸しても出ないときは指で便をほじくり出すことがあります。これを**摘便**といいます。

摘便は便が肛門まで来ていて、出そうで出ないときに行うものです。便が肛門まで来ていないと、いくら浣腸しても便は出ません。

便の異常で分かる病気

子供の下痢で、乳児（0歳児）にみられる冬期下痢症があります。晩秋から冬に多く、便が白くなるのが特徴です。また、乳児にみられる腸重積は血便をともないます。

赤痢の場合は血便をともなった下痢が特徴で、大人と子供も症状は同じです。血便は赤痢以外でも、下痢がひどく、腸の炎症が強いときにもみられます。さらに、下痢がひどくて肛門が切れて便に血がつくこともあります。

そのほか、下痢で特に注意しなければならないのは、下痢が集団発生であったり、海外旅行の後に起こった場合です。集団発生の下痢のときには、いろいろな細菌による食中毒が考えられます。原因となる細菌は、カンピロバクター、ブドウ球菌、サルモネラ、赤痢、コレラ、腸炎ビブリオ、大腸菌などがあります。また、海外旅行の後の下痢の場合はコレラや赤痢に要注意です。それらを防ぐためにも外国ではなま物やなま水をとらないように心がけてください。ちなみにコレラの場合は、米のとぎ汁状の白色の下痢便が特徴です。

貧血の治療のために鉄剤をのむと便が黒くなりますが、これは薬のせいですからまったく心配はいりません。閉塞性黄疸のときには便が白くなります。また、胃や大腸からの出血のときの便の変化については56頁に書きましたので参照してください。

肝臓のしくみと働き

肝臓は、右上腹部に存在する暗赤褐色をした大きな臓器で、成人では1200gほどの重さです。肝臓の働きには次のようなものがあります。

❶物質代謝

a．血液中のブドウ糖が多いときには、ブドウ糖からグリコーゲンをつくって肝臓内にたくわえます。逆に血液中のブドウ糖が不足したときには、グリコーゲンをブドウ糖に変えて血液中に放出します。また、アミノ酸や脂肪も肝臓でグリコーゲンに変えてたくわえられます。

b．脂肪代謝として脂肪酸を分解したり、コレステロールを生成します。

c．余分なエストロゲン（女性ホルモンの一種）や抗利尿ホルモンを壊す作用があります。

❷胆汁の生成

胆汁は肝臓でつくられ、その量は1日500～800㎖です。胆汁中の胆汁酸は脂肪を乳化し、脂肪分解酵素の作用を助けています。

❸解毒作用

血液中の有害物質を分解して無害化したり、有害物質を胆汁中に排泄します。

❹血液凝固に関与

フィブリノーゲンをつくって、血液凝固（出血したときに出血を止める作用）に関与します。逆に血液凝固阻止作用のあるヘパリンも肝臓でつくられます。

図7　肝臓の構造

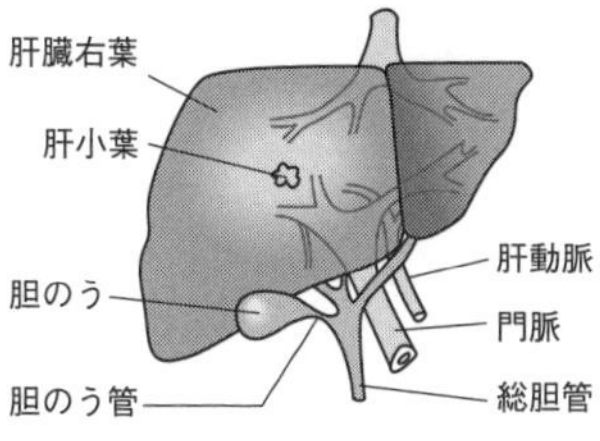

肝臓障害を起こす主な原因

肝臓障害を起こす病気には次のようなものがあります。

①ウイルス性肝炎　②アルコール性肝炎　③脂肪肝　④薬物性肝炎　⑤肝硬変　⑥肝臓がん　⑦寄生虫　⑧胆のう炎　⑨胆石症　⑩健康食品

ウイルス性肝炎というのは、ウイルスによって引き起こされる肝炎です。また、一部の薬剤では肝障害を起こすことがあるので要注意です。

最近は健康食品ブームですが、健康食品の中にも肝臓障害を起こすものがあります。これは日常の外来でも散見されます。肝臓障害については血液検査をすればすぐ分かります。

肝炎ウイルスの分類

ウイルスで感染する肝炎にはA型、B型、C型、E型などがあります。このうち、B型とC型は輸血でうつる肝炎としてよく知られています。また、A型肝炎は食物を介して感染しますが、特に輸入物のなまカキには注意が必要です。各肝炎のデータは表7のとおりですが、この表で「キャリア」というのは、肝炎ウイルスをもっているが、発病していない人のことをいいます。

肝炎ウイルスの分類　表7

	A 型 肝 炎	B 型 肝 炎	C 型 肝 炎
感染経路	経口感染 (食物等を介して)	輸血、出生時の 母子間感染、性交	輸血、その他
潜伏期	2〜6週	2〜6か月	2〜16週
頻度	20%	30%	50%
慢性化の率	なし	10%以下	30〜70%
キャリアの存在	なし	人口の2〜3%	人口の2〜4%

ウイルス性肝炎のうち、A型肝炎は慢性化することはありません。また、慢性化するのはB型よりC型に多いことが表7をみればお分かりいただけると思います。

B型肝炎とC型肝炎ウイルス検診について

B型肝炎とC型肝炎に感染する原因としては、輸血などを介しての感染が知られています。また、医療者では仕事で血液を扱うので注意が必要です。医療者が受診者の血液を扱っているときに、注射針を誤って自分の指に刺してしまって感染することがあります。これを「針指し事故」と呼びます。

輸血や針刺し事故などで血液にふれてB型、C型肝炎がうつったかどうかは血液検査をして調べます（表8）。

肝炎ウイルスにうつっても血液検査がすぐ陽性になるわけではありません。この検査陰性の時期を空白期間（ウインドウ期、window period；wp）といいます。

自分が肝炎ウイルスの感染者かどうかを知ることは有意義なことです。

検診の時には、まず表8の右に示された検査をします。HCV抗体が陽性の時には、左のHCVRNA同定検査をしてウイルスの量をみて、治療の必要性の有無を判断します。最近はC型肝炎の治療は進歩しているので、専門医による治療

B型肝炎、C型肝炎ウイルス検診 **表8**

	精密検査の名前とWP		一般的な検査名と検査陽性の時期	
B型肝炎	HBSDNA検査	WP 34日	HBS抗原検査	平均59日（37〜87日）
C型肝炎	HCVRNA同定検査	WP 23日	HCV抗体検査	平均82日（54〜192日）

WP：window period（ウインドウ期、空白期間）

が行われることになります。

治療は専門医に委ねられますが、肝炎ウイルス検診は開業医でも実施しています。最近は厚生労働省の方針に沿って、無料検診が全国で実施されています。

脂肪肝

脂肪肝とは肝臓に脂肪がたまった状態をいいます。その原因として肥満、アルコール、糖尿病などがあげられますが、稀に極端な低栄養で脂肪肝になることもあります。また、大人だけでなく子供でも脂肪肝になります。アルコール性の脂肪肝は、アルコールをやめないと肝硬変になることがあるので注意が必要です。肥満による脂肪肝の場合は肝硬変になることはほとんどありません。

脂肪肝は血液検査と腹部エコー検査で診断します。

肝硬変

〔原因〕肝硬変症とは、肝臓が硬く小さくなる病気で、ウイルス性肝炎、アルコールの飲みすぎ、心臓弁膜症などが原因になります。

〔症状〕初期には症状が少ない病気ですが、進行すると腹水（お腹に水がたまること）、黄疸（体が黄色くなること）、吐血などを引き起こします。吐血の原因は食道静脈瘤の破裂のためです。食道静脈瘤というのは食道静脈にコブができることで、肝硬変の末期にみられる現象です。〔診断〕初期には検査所見も乏しく、GOTやGPTが少し増加するくらいです。エコー（超音波）検査が有用で、アルコールが好きな人は定期検診が必要です。

休肝日の問題とアルコールの適量はどれくらい？

アルコールと肝臓との関係については誰でもよく知っています。「酒は百薬の長」ともいいますから、適度の酒量ならむしろ健康のためにはよいともいえるでしょう。純粋アルコールに換算して1日30gくらいならば毎日飲んでも大丈夫です。日本酒で1合、ビールなら大瓶1本、ウイスキーならストレートで約80㎖がこれに相当します。この計算のしかたは表9をみればよく分かります。肝機能が正常な人の場合は、これくらいの量なら休肝日はいりません。ちなみに、休肝日とは、肝臓を休ませるために週に1日か2日、アルコールを飲まないことです。

仕事やおつき合いのこともあり、アルコールが好きな人はどうしても飲む量が増えてしまいます。飲みすぎて肝炎や脂肪肝、肝硬変にならないよう気

アルコール飲料のエネルギー（1単位は80キロカロリー）　**表9**

	アルコール容量	1単位		
		ミリリットル(ml)	糖質(g)	
ビール	4.5%	200	6	大633ml、中500ml、小350ml
ワイン	12%	100	2	ワイングラス1杯60ml
日本酒	16%	75	3	1合180ml
焼酎	25〜35%	40	0	1合180ml
ウイスキー	40〜43%	35	0	ウイスキーグラス1杯30ml
ブランデー	42〜43%	35	0	

をつけてください。

胆のうと膵臓のしくみと働き

胆のうは長さ８㎝ほどのナスの形をした袋で、胆汁をたくわえておくところです。膵臓は長さ15㎝ほどの細長い器官で胃の後ろにあります。膵臓から分泌される膵液は、総胆管に合流し、さらに十二指腸に入っていきます。膵液は蛋白質、炭水化物、脂肪を分解する消化酵素を含んでいます。膵臓は、この膵液のほかにインスリンというホルモンを分泌するので、糖尿病とも深く関係しています。

黄疸（胆汁とビリルビン）

胆汁は肝臓でつくられ、胆道から十二指腸にいって、脂肪を消化する働きをしますが、この途中の過程で胆汁は胆のうに一時たくわえられます。胆汁は黄赤色のにがい液ですが、その色はビリルビンという色素のためです。

何回も吐いて最後に吐くものがなくなり、黄色い液を吐くことがありますが、これは胆汁を吐いていることになります。また、大便が黄色いのもビリ

図8

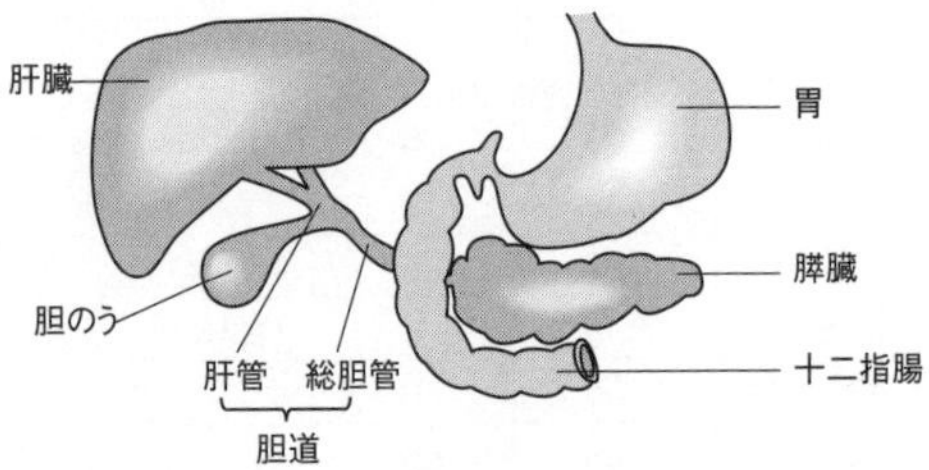

ルビンによるものです。このビリルビンは脾臓などで破壊された赤血球の中のヘモグロビンからつくられます。

黄疸というのは、ビリルビンが血液中に増加し、これが組織に移行して皮膚や目が黄色くなった状態をいいます。ただし、病気の初期にビリルビンが少し増えただけでは、肉眼で黄疸をみつけることはできません。

ビリルビンには間接ビリルビンと直接ビリルビンの2種類があり、両者を合わせて総ビリルビンといいます。間接ビリルビンが増える病気として新生児黄疸などの溶血性の病気があります。直接ビリルビンが増える病気として肝細胞障害（肝炎や肝硬変）と閉塞性黄疸があります。閉塞性黄疸というのは、胆石などにより胆汁の流れが悪くなったときに起こる黄疸です。このときには、腸にビリルビンが出ないので便が白くなります。

胆石

高齢者についての調査結果をみると、日本人で7～15％、欧米人で10～25％の割合で胆石を認めることができます。かなりの高率といえますが、胆石をもっていても痛みを起こさない人も多く、この石のことをサイレントストーン（silent stone）といいます。

〔原因〕胆石にはコレステロール結石とビリルビン結石がありますが、コレステロール結石は胆のう内に、ビリルビン結石は胆道内に存在することが多いのです。近年は日本でもコレステロール結石が増えてきて結石保有者の80％を占めていますが、これは脂肪摂取の増加が大きな原因と考えられています。

〔症状〕腹痛、黄疸、発熱が三大症状です。症状のまったくない場合もしばしばあります。

急性膵炎

〔原因〕膵液の総胆管への流れが妨げられ、その膵液によって膵臓自身が消化されてしまう病気です。胆石やアルコールの飲みすぎなどが原因となります。

〔症状〕上腹部の痛みが特徴。みぞおち、左右の上腹部のほか、背中の痛みを訴えることもあります。重症になるとショックを起こし、血圧が下がり脈も速くなります。また、腸閉塞を起こすこともあります。

3 代謝の病気（糖尿病・コレステロールなど）

糖尿病

糖尿病は膵臓から分泌されるインスリンというホルモンが不足し、そのために糖の利用が障害され、血液中の糖（血糖）が高くなってくる病気です。

のどが渇くため水を多く飲み、尿量も増えます。これを医学用語で口渇・多飲・多尿といいます。これらの症状は糖尿病がある程度重くならないと出てきません。軽症のものは、たまたま健康診断などで発見されることが多いものです。空腹時の血糖値は70〜110mg／dℓが正常値です。糖尿病の判定基準は表10のとおりです。

尿糖の見方

尿糖検査が大切であることは誰でも知っています。そこで、食事との関係で、どの時間に尿を調べるのがよいのかを考えてみましょう。

図9では縦軸に血糖値をとっています。起床時の尿は早朝尿といいますが、この時刻では血糖は低いので尿に糖は

図9　血糖値と尿糖の関係

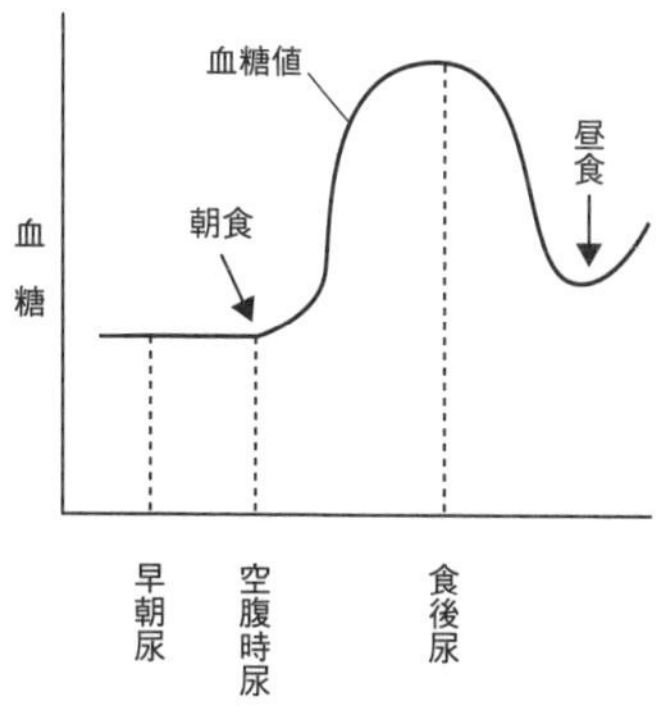

糖尿病の判定基準　表10

糖尿病型	空腹時血糖 126 以上または随時血糖値 200 以上または HbA1c 6.5% 以上
境界型	糖尿病型にも正常型にも属さないもの
正常型	空腹時血糖値 110 未満および随時血糖値 140 未満

日本糖尿病学会・糖尿病治療ガイド 2014-2015 より

出にくく、また、早朝尿をとってから1時間くらいしてとった尿は空腹時尿といって、やはり尿に糖は出にくいのです。食事をしてから約2時間後の尿を食後尿といい、この時刻に最も尿糖が出やすいことが図からもお分かりいただけるでしょう。血糖は昼食前になると下がってきますが、昼食をとるとまたすぐに上昇します。1日3回、食事ごとにこの波を繰り返します。

ところで、尿は腎臓でつくられますが、血糖値が170mg／dℓくらいを超えると尿に糖が出ることが分かっています。人によっては血糖値が120くらいでも尿に糖が出てしまうことがあります。これを腎性糖尿といいます。

ヘモグロビン・エーワン・シー（HbA1c）

糖尿病の状態をみるのに、空腹時血糖のほかに、最近では同時にHbA1c（ヘモグロビン・エーワン・シー）も調べます。

HbA1cは過去1～2か月の血糖値とよく相関します。

HbA1cの基準値（正常値）は4・6～6・2％です。この基準値は平成25年（2013年）、日本糖尿病学会が変更しました。

HbA1cが高値を示すのは、糖尿病のほかに腎不全や慢性アルコール中毒などがあります。また、溶血性貧血や大量出血のときには低値を示します。

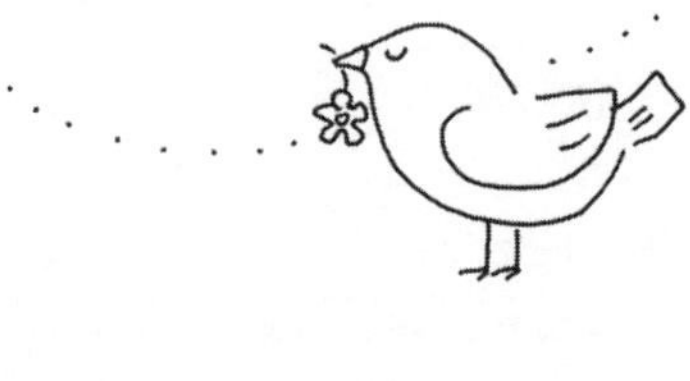

糖尿病の予防と治療

糖尿病は遺伝する病気として有名です。そのほか、食べすぎや運動不足なども誘因となります。食べすぎを避けることが糖尿病の予防には最も大切なことですが、食事療法については81頁をお読みください。

糖尿病の予防と治療は、食事と運動が基本です。食事と運動をきちんとしていないと、いくら薬を服用しても意味がありません。長時間運動をしないといけないと考える人もいますが、それは誤りです。運動は1回20分、1日に2回も歩けば十分です。糖尿病予防として肥満にならないように食べ過ぎに気をつけてください。食事療法の方が運動療法よりずっと大切です。

糖尿病の治療薬としては、飲み薬とインスリン注射があります。インスリン治療を必要とする患者さんは、日本では糖尿病患者の5～10％くらいですが、その人たちは毎日2回か3回、自分で注射することになります（自己注射）。最近のインスリンの注射器は、昔に比べるとかなり使いやすくなりました。

糖尿病の合併症

私の恩師である阿部正和先生は「糖尿病は血管の病気である」といっています。その言葉どおり、糖尿病にかかると諸臓器の血管障害を起こし、長い間にはいくつかの合併症を引き起こしてきます。

眼底の血管障害として糖尿病性網膜症があり、眼底出血を起こすことがあります。したがって、糖尿病の人は眼底の定期的検査が必要です。また、糖尿病の人は正常の人よりも脳梗塞、狭心症、心筋梗塞などの血管性の病気にかかりやすいことが証明されています。

糖尿病の悪化で血糖値が異常に高くなり、糖尿病性昏睡を起こすこともあります。昏睡は急に起こることはありませんが、高血糖が続くため昼間から眠気やその他の体の不調を訴えます。

このほか、糖尿病による腎臓障害のため尿蛋白が陽性となり尿毒症まで進むことがあります。さらに、糖尿病性神経障害として手足のしびれ、起立性低血圧、インポテンツなどを発症します。

糖尿病があると感染を起こしやすくなり、逆に感染があると糖尿病が悪くなるという悪循環があります。

また、糖尿病になるとおできもできやすくなります。

のどの渇きと口の乾燥のちがい

口の中が乾くと糖尿病ではないかと心配する人が少なくありません。前述したように糖尿病はひどくなるとのどが渇きますが、それとは別に唾液（つば）の出方が少ないと、口の中がカサカサになることがあります。これは口内乾燥といい、糖尿病のときののどの渇きとは異なります。

あめ玉の効用

糖尿病の治療中、血糖が下がりすぎる場合（低血糖）があります。治療で使用中の飲み薬やインスリンが効きすぎて低血糖を起こすためです。特にインスリン治療の場合は低血糖を生じやすく、夕食前とか早朝など、お腹のすいているときに低血糖になりやすいので注意が必要です。

低血糖になると空腹感、冷や汗、動悸などの症状を起こし、あまり長引くと低血糖性昏睡になってしまいます。こうした場合にはあめ玉や角砂糖などの甘い物をなめると治ります。

脂質異常症

コレステロールの検査としては、総コレステロール、中性脂肪（トリグリセリド）、HDLコレステロール（善玉コレステロール）、LDLコレステロール（悪玉コレステロール）の4つがよく知られています。

昔は総コレステロール値が高いと高脂血症という病名が付けられていました。HDLコレステロールが低くても異常なので、高脂血症という病名ではなく脂質異常症という病名が最近では使われています。コレステロールというと諸悪の根源のようにとり上げられていますが、実は体の中でいろいろなものをつくり出す重要な役割を果たしています。コレステロールをもとにしてつくられるものには、胆汁酸、性ホルモン、副腎皮質ホルモン、プロビタミンDなどがあります。しかし、コレステロールが血管の壁に沈着して動脈硬

空腹時血清脂質濃度　表11

	濃度　mg／dl	略　語
総コレステロール	120～240	TC
中性脂肪（トリグリセリド）	40～150	TG
HDLコレステロール	男　40～70	HDLC
	女　45～75	
LDLコレステロール	65～139	LDLC

化を起こすと、脳卒中や心筋梗塞を起こしやすくなるので注意しなければなりません。

コレステロールの代謝

コレステロールを多く含む食品を食べると、すぐに血液中のコレステロールが増えてしまうことはありません。血液中のコレステロールの8～9割は、肝臓などでつくられているのです。食品中のコレステロールの直接の影響は残りの1～2割にしかすぎません。つまり、血液中のコレステロールが多いのは、コレステロールの多い食品のとりすぎというより、主としてその人の代謝異常であるということができます。

コレステロールの一日必要量

コレステロールは1日300～400㎎以上必要です。摂取量が少なすぎてもいけません。和食は比較的コレステロールは少ないのですが、欧米人の場合は、1日1000㎎以上とっています。

卵1個（約57ｇ）にはコレステロールが約210㎎含まれていますが、卵を1日に1個か2個とることは悪いことではありません。卵には蛋白質やカルシウム、鉄分も多く、すぐれた食品といえます。

脂質異常症の診断基準 表12

中性脂肪の基準値は150以下、LDLコレステロールの基準値は140以下としている。ただし、高血圧症、糖尿病、慢性腎炎、脳梗塞の人たちのLDLの基準値は120以下としている。 65歳以上でのLDLの基準値は160以下。

日本動脈硬化学会・動脈硬化性疾患予防ガイドライン2017年版より

食品中のコレステロール含有量

主な食品100g中のコレステロール含有量は次のとおりです（単位はmg）。

しじみ497、あさり192、はまぐり118、たらこ243、ししゃも243、うなぎ216、いわし102、まぐろ38、鶏卵373、鶏肉（笹身）38、豚肉49、豚レバー467、バター274、マーガリン70、牛乳11、チーズ78、マヨネーズ376。ごはんや豆腐、落花生などにはほとんどコレステロールは含まれていません。

動物油・植物油と動脈硬化

動脈硬化というのは、血管の壁にコレステロールが沈着し、血管の内腔が狭くなり、血管が硬くなった状態です。

コレステロールの沈着は、飽和脂肪酸（ステア

食品中のコレステロール含有量　表13

食品100g中のCh.の量（mg）	食　品　名
500mg以上	卵黄、うずら卵黄、いわし煮干、さくらえび、しらす干、するめ
約300〜500mg	魚卵、しらす、しばえび、いか、かき、牛肝臓、すじこ、かつお塩辛、しじみ
約100〜300mg	トースト、バター、ベーコン、牛肉、ソーセージ、伊勢えび、かに、たこ、貝類（あさり、はまぐり、あわび、さざえ）、うなぎ、あなご、にしん、たい、いわし、ししゃも、きす、さんま、あゆ、どじょう、かつおぶし、ちくわ、マヨネーズ（綿実油で製造）
約 50〜100mg	チーズ、マーガリン、ドーナツ、ケーキ、羊肉、鶏肉、鯨肉、ロースハム、さけ、たら、あじ、かれい、さば、こい
約 10〜 50mg	パン、ミルク、牛乳、ヨーグルト、アイスクリーム、なまこ、豚肉、まぐろ

リン酸）により悪化し、不飽和脂肪酸（リノール酸、リノレン酸など）によって防止されるといわれています。ステアリン酸はバター、チーズ、ヤシ油、動物性脂肪などに含まれ、リノール酸は大豆油や綿実油などに含まれています。

リノール酸などの不飽和脂肪酸はコレステロールを下げる働きがあるので、これが含まれる植物油は体によいとされていますが、てんぷら油などは何度も使っていると酸化して黒ずんできます。これはリノール酸が酸化されて「過酸化脂質」に変化したもので、胃や肝臓などに悪影響をおよぼします。したがって、何度も使ったてんぷら油はもちろん、ピーナッツ、ポテトチップス、ドーナツなども古くなると過酸化脂質が増えるので、食べすぎないほうがよいでしょう。

イワシやサンマなどに多いといわれるＥＰＡも不飽和脂肪酸の一種ですが、やはり時間が経つと過酸化脂質に変化するので、魚も新鮮なものを食べるのがよいでしょう。

EPA

エイコサペンタエン酸のこと。脂肪酸の一種でイワシ、サンマなどの青魚に多く含まれており、コレステロールや中性脂肪を下げる作用があります。魚を主食としているエスキモー人は血液中にＥＰＡが多く、脳梗塞や心筋梗塞が少ない

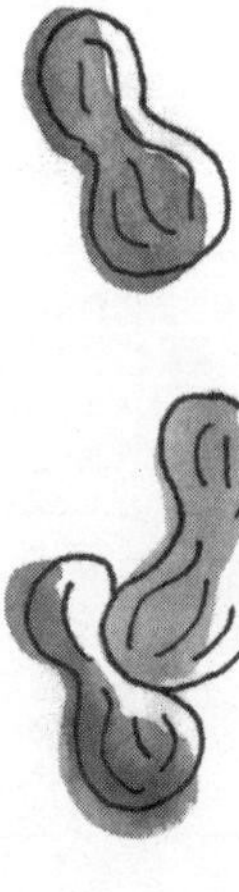

ことが注目されています。

タウリンのコレステロール改善作用

コレステロールの多いエビ、イカ、タコにはタウリンが多く含まれていますが、このタウリンにはコレステロールの上昇を抑え、ＨＤＬコレステロールを増やす作用があります。

痛風

痛風という病気は、昔は「帝王病」といわれ、お金持ちがかかる病気でした。食生活が豊かになった今日では肥満とアルコールの飲みすぎが原因で痛風にかかる男性が少なからずみられるようになりました。痛風というのは、「風が吹いても痛い」という意味ですが、特に足の親指の付け根が痛みと腫れの好発部位になります。痛風のときは血液中に尿酸という物質が増えています。

表14は食品中のプリン体含有量の一覧です。プリン体を多く含む食品を食べすぎると血液中の尿酸が増えて、人によっては痛風を起こします。

表14のＤグループの食品はプリン体を最も多く含んでいる動物の内臓の食品群ですが、痛風の人は食べてはいけません。Ｃグループの食品はやや控え目にしてください。そのほかの治療法としては、アルコールを減らすこと、肥満を治すことがあげられます。

食品中のプリン体含有量

表14

	食品の種類	食品中のプリン体含有量
A	穀類：米飯、パン、うどん、麺類、そば、マカロニ、スパゲッティ、小麦粉、とうもろこし、クラッカー、酵母 いも類：じゃがいも、さつまいも、片くり粉、さといも 牛乳とその加工品：牛乳、チーズ、バター、脱脂乳 卵類：鶏卵、かずのこ 野菜類：キャベツ、にんじん、小松菜、三つ葉、トマト、きゅうり、かぶ、なす、かぼちゃ、白菜、大根、ごぼう 果物：季節の果物、缶詰類、ジャム 油脂類：サラダ油 海草類：のり、わかめ、こんぶ 豆類：あずき、そら豆 調味料：酢、塩、しょうゆ、さとう、蜂蜜、水あめ 嗜好品：コーヒー、ココア、チョコレート、茶 その他：ゼラチン、肝油、木の実、ごま、しいたけ	微量または含まれない
B	魚・肉類：あじ、かに、うなぎ、にしん、かき、さけ、まぐろ、鶏肉、ハム 穀類：オートミール 豆類：いんげん豆、えんどう豆 野菜類：アスパラガス、花やさい、きのこ、ほうれん草、さやいんげん、柿	75mg以下
C	魚・肉類：こい、たら、ひらめ、わかさぎ、しゃこ、すずき、かます、かも、ます、貝類、ベーコン、牛肉、牛舌、鶏肉スープ、肉スープ、豚肉、はと、きじ、うずら、うさぎ肉、羊肉、七面鳥	75〜100mg
D	魚・肉類：ひしこ（塩漬）、油漬いわし、肝臓、腎臓、脳、肉エキス、肉汁	150〜1,000mg

肥満と病気との関係

食の欧米化など、食事内容の変化とともに日本人の体位も向上し、それにつれて肥満の人も多くなりました。肥満になると血圧も高くなり、動脈硬化を起こし、狭心症や心筋梗塞も起こしやすくなります。また、糖尿病や脂肪肝、痛風にもかかりやすくなります。ちなみに、脂肪肝というのは食べすぎで肝臓に脂肪がたまった状態ですが、食事療法を行うと肝機能が改善されます。

統計をみると、日本に比べて欧米での心臓病による死亡が多いことに驚かされます。日本の倍以上の人が心臓病で亡くなっています。これは肥満や脂肪のとりすぎが大きな原因と考えられます。

メタボリックシンドローム

平成17年（2005年）4月、日本内科学会、日本糖尿病学会など日本の8学会が共同でメタボリックシンドロームについての診断基準を発表しました（表15）。CTによる内臓脂肪の測定や統計などをもとにした日本独自の診断基準です。メタボリックシンドロームは腹囲の増加の存在を前提にして、あと3つ（糖代謝、高血圧、脂質代謝）のうち、2つ以上が存在する場合に診断されます。

メタボリックシンドロームの診断基準　表15

肥満	へその高さでの腹囲 男性85cm以上、女性90cm以上
糖代謝	空腹時血糖値110mg/dl以上
高血圧	収縮期血圧130mm Hg以上または 拡張期血圧 85mm Hg以上
脂質代謝	中性脂肪150mg/dl以上または HDLコレステロール40mg/dl未満

メタボリックシンドロームについての保健指導により、高血圧、心筋梗塞、糖尿病などの生活習慣病を予防しようというものです。

metabolic（代謝の）、syndrome（症候群）。

どんな運動がよいか

毎日できる運動として歩くことをお勧めします。午前と午後に20分くらいずつ少し速足で歩いてください。お勧めの人は満員電車にすしづめで大変ですが、階段の上り下りや家から駅までの往復など、毎日の通勤だけでけっこうよい運動になっています。

全身運動として水泳もよい運動です。ヨガや太極拳も全身の血液循環をよくするので、なかなかよい運動だと思います。テニスも勝負にこだわらず自分のペースで楽しみながらプレイするのがよいでしょう。自転車の場合、少し汗ばむくらい乗ればよい運動といえますが、近所にいくのに少し乗ったくらいではよい運動とはいえません。ジョギングの場合は心臓に負担のかかることがありますから、40歳をすぎたら注意が必要です。ゴルフも気分転換にはよいのですが、夏の暑さ、冬の寒さの中でのプレイ、寝不足でのプレイなどに注意してください。

以上あげたすべての運動にいえることですが、夏と冬では運動量や内容を変えなければいけません。夏の暑いときには体力の消耗が激しいので運動量を減らし、冬の寒い所での運動は無理をすると血圧が上がるので防寒の準備が必要です。

また、運動は時間が長ければ、激しければよいというわけではありません。特に中年以降の人は過度な運動をせず、体力に合わせてマイペースで動くことを心がけてください。

食事療法のポイント

食事療法の目的はいろいろありますが、ここでは特に糖尿病と肥満を中心に考えてみましょう。

❶摂取エネルギーの制限

食事療法は一時的に無理して実行するのではなく、長く続けることが大切です。またビタミン不足にならないよう生野菜や果物は十分に摂取してください。

❷食塩制限

和食ではどうしても塩分が多くなりますから、塩分を控え目にする必要があります。病院では糖尿病で入院している患者さんの献立はかなり薄味で、塩分を控え、砂糖や油物を控えた調理法になっています。

❸なるべく多くの素材を使う

料理をつくるとき、栄養のバランスを考えて1日30種類以上の素材を使うことが勧められています。毎日、30種類以上の素材を使ったメニューを考えるのは大変なことですが、お母さんたち、頑張ってください。

牛乳がいくら体によいといっても、飲みすぎると肥満の原因となり、脂肪肝を引き起こすことがあります。また、レバーもコレステロールが多かったり、痛風の原因になったりしますから食べすぎてはいけません。限られた素材に偏ることなく、多くの素材を少しずつ食べることが大切なのです。

❹よくかんで、ゆっくり食べる

最近、親や学校の先生は「食事のときはよくかみなさい」とあまり言わないようになりました。早食いだとどうしても食事の量も増えがちになり、肥満の原因にもなります。家庭ではもちろん、学校でもよくかむ習慣をつける必要があります。軟らかいもので15回、硬いものなら25回ぐらいかむとよいでしょう。

今の子供たちは、ハンバーグやカレーのようなよくかまなくてもすむものを好みますが、どんな軟らかいものでも十分にかまなければいけません。また、小魚や昆布、炒り豆のような硬いものをよくかんで食べることは、歯や顎の発達にもプラスになるのです。

逆に、よくかんで食べないと歯や顎の発達に障害が出て、歯並びが悪くなったり、顎関節症を引き起こすことさえあります。よくかむと唾液もよく出ます。唾液にはがんを予防する作用があるともいわれていますから、これもよくかむことの効用といえるでしょう。

ところで、人が満腹感を感じるのは、脳の視床下部という所にある満腹中枢によります。食事を始めると、間もなく血液中のブドウ糖が増えてきますが、この血糖値の上昇が満腹中枢を刺激し、お腹がいっぱいになった感覚をもつのです。つまり、胃で感じるのではなく、脳で感じるわけです。満腹中枢を刺激するための血糖の上昇には、食事を始めてから少し時間がかかります。早食いだと満腹中枢を刺激し満腹感を感じる前に、どんどん食べてしまうことになります。満腹感を感じるためにもゆっくり食べることが必要なのです。

❺食事を楽しむ

食生活は文化です。食事を楽しむことも大切なことだと思います。

食事療法の本について

以上、食事療法のポイントをいくつかあげましたが、皆さんが糖尿病や肥満に関する食事療法を勉強するときの参考書として、日本糖尿病学会が編集した『糖尿病食事療法のための食品交換表』（文光堂）という本を推薦します。また、『食品成分表』（女子栄養大学出版部）という栄養学の本も、食事療法の参考になります。どちらの本も町の本屋さんで売られています。

ところで、これらの本を読むにあたって心得ておいてほしいのは、一単位が80 kcalという約束があるということです。たとえば、1日20単位の食事をとるということは、80×20で1日1600 kcalのエネルギーをとることになります。

ちなみに、牛乳140g、バター10g、パン30gなどが一単位（80 kcal）に相当します。

エネルギーとキロカロリー

栄養学ではエネルギーとかカロリーといった言葉をよく使います。昔は摂取カロリーといっていましたが、今は摂取エネルギーというのが正しい言葉の使い方です。また、キロカロリーを表記するときは「kcal」と書くのが正しく、「Kcal」とか「Cal」と書くのは間違いです。

BMIとは

ＢＭＩはBody Mass Index（ボディ・マス・インデックス）の略です。身長と体重をもとに、肥満かどうかを判定する方法として、ＢＭＩ値が国際的に広く用いられています。

最も病気にかかりにくく、死亡率も低いＢＭＩ値22前後が理想的であることから、標準体重はＢＭＩ値22に相当する体重ということになります。

ＢＭＩと標準体重の計算方法は表16－1のとおりです。

標準体重を知るための別の計算方法として（身長－１００）×０・９というのもあります。

BMIと標準体重の計算方法　表16-1

BMI
＝体重（kg）÷身長（m）÷身長（m）

標準体重（kg）
＝22×身長（m）×身長（m）

BMIの判定基準　表16-2

やせ	BMI値　18.5未満
正常	BMI値　18.5以上　25未満
肥満	BMI値　25以上

食物繊維

食物繊維とは、人の胃腸の消化酵素で分解されにくいものの総称です。食物繊維は便秘を防ぎ、大腸がんを予防します。また、糖尿病を改善したり、コレステロールを下げる働きもあります。欠点としてカルシウムの利用を阻害することがあげられます。

最近の日本人は、この食物繊維の摂取が少なくなってきており、大腸がんや糖尿病の増加との関連が指摘されています。

食物繊維は洋食より和食に多く、ひじき、切り干し大根、糸ひき納豆、ライ麦パン、とうもろこし、全粒粉パン、ニンジン、ゴボウなどに多く含まれています。

コンニャクの原料であるコンニャクイモは繊維が多いのですが、コンニャクになると熱で固形化されて繊維としての効果は少なくなってしまいます。

なお、食物繊維を分類すると表17のとおりです。食物繊維は穀物の外皮などに多く含まれています。また、ポリデキストロースは飲む食物繊維として市販されています。

カルシウムを多く含む食品

カルシウムの1日必要所要量は約600mgですが、日本人はやや摂取不足です。カルシウムを多く含む食品としては牛乳、乳製品（チーズ、ヨーグルトなど）、小魚、ごま、きな粉、ひじき、貝などがあります。

カルシウムと骨粗鬆症

骨粗鬆症は骨がもろくなる病気です。女性ホルモンが骨の代謝に関係するため、骨粗鬆症は閉経後の女性に多く、この病気になると腰が曲がったり骨折しやすくなります。

骨を強くする三要素として、カルシウムの摂取、適度な運動、適度な日光浴があります。このうちのカルシウムの摂取ですが、これは毎日の食事からとるのが原則で、食品中のカルシウム含有量は表18のとおりです。牛乳はカルシウム吸収率が最もよい食品ですが、だからといって牛乳を飲みすぎると、肥満や脂肪肝の原因になります。そのため、牛乳の1日摂取量は、年齢に関係なく200〜400mlが適量です。

牛乳がどうしても飲めない人、婦人（特に妊婦）や子供の場合、薬としてカルシウム剤を服用する

食物繊維の分類　表17

分類		含まれる食品
水に溶けないもの	セルロース ヘミセルロース リグニン	穀類、特に全粒粉や玄米に多い。全粒粉パンは白いパンの、玄米は白米の3倍以上の繊維を含んでいる。野菜類では、ごぼうや青菜などの筋っぽいものがこれにあたる。豆類ではいんげん、えんどうに多い。
	キチン	エビ、カニの甲殻類に多い。
水に溶けるもの	ペクチン	りんごや柑橘類のほかに、にんじんなど根菜類にも多い。
	海藻類	こんぶ、ひじき、わかめ、寒天。
	合成多糖類	ポリデキストロース。カルボキシメチルセルロース(食品のとろみを出すために、スープやケチャップなどに使われている)。

こともよいでしょう。薬局で売られているワダカルシュームは小さくて子供にも飲みやすい錠剤で、1錠中に43㎎のカルシウムが含まれています。飲みすぎてもいけないので1日5～6錠が適量です。ちなみに、年齢別の1日カルシウム必要量は、1歳児で200㎎、5歳児で300㎎、10歳以上では600㎎となっています。

カルシウムの摂取のほか、骨を強くするには適度に運動をして骨を刺激することも大切です。またビタミンDをつくるため適度な日光浴も必要ですが、真っ黒になるまで日焼けする必要はありません。

鉄を多く含む食品

鉄を多く含む食品には、卵、レバー、大豆、肉類、緑黄色野菜、ひじき、貝、ごま、きな粉などがあります（表19）。なかでも、ほうれん草はその代表とされる食品です。貧血の治療と予防に有効な食品として知られています。

カルシウムを多く含む食品　表18

	mg／100g	1回使用量	
		g	カルシウム　mg
ひじき	1,400	5	70
ごま	1,200	9	108
わかさぎ	750	50	375
プロセスチーズ	630	20	126
しらす干し	530	80	424
切り干し大根	470	20	94
しじみ	320	30	96
牛乳	100	200	200

また、ほうれん草にはシュウ酸が多く含まれています。シュウ酸はカルシウムと結合して、時として尿路結石の原因となる可能性がありますが、大量のほうれん草を毎日食べないかぎり大丈夫です。また、生で食べるとシュウ酸は多いのですが、ゆでて水にさらしてあく抜きをすれば、シュウ酸もほとんどなくなってしまいます。ただ、ほうれん草はカルシウムの吸収を妨げたり、体の中でニトロソアミンという有害物質をつくることもあるので、その意味でも極端な食べすぎは避けたほうがよいでしょう。

なお、成人女性の貧血の治療には、ほうれん草などの食物からの鉄分の摂取のほかに、薬として鉄剤の服用が必要となることがしばしばあります。

ビタミンC

ビタミンCは野菜や果物に多く含まれています。1日の所要量は約30㎎です。たとえば、みかん1個には20㎎のビタミ

鉄を多く含む食品 表19

	mg／100g	1回使用量	
		g	鉄 mg
ひじき	55	5	2.8
しじみ	10	30	3.0
ごま	9.9	9	0.9
切り干し大根	9.5	20	1.9
大豆	9.4	20	1.9
鶏レバー	9.0	50	4.5
あさり	7.0	30	2.1
鶏卵	1.8	57	1.0
ほうれん草	3.7	50	1.9

ンCが含まれています。

4 精神・神経系の病気

神経科と精神科

本章では精神疾患と神経疾患について解説しますが、一般には「精神科」と「神経科」という言葉がしばしば混乱して使われています。そこで、精神科と神経科の違いについて簡単に説明します。

精神科ではうつ病、統合失調症（以前は精神分裂病と呼ばれていました）、ノイローゼ（神経症）などの病気が対象になります。また、神経科は、精神科と同じ意味に使われることが少なくないのですが、正しくは脳卒中、めまい、神経痛などについて診察・治療する科で、神経内科とよばれることもあります。また、自律神経失調症や心身症などが対象になる心療内科という科もあります。

脳のしくみと働き

脳は大脳、間脳、脳幹、小脳からなっています。「脳死」を考えるときにも、脳のしくみと働きを知っておくことが大切ですから、ここで簡単に述べておきます。

脳
- 大脳（大脳皮質、大脳基底核）
- 間脳
- 脳幹（中脳、橋《きょう》、延髄）
- 小脳

大脳皮質は前頭葉、側頭葉、頭頂葉、後頭葉の4つに分けられます。前頭葉には高等な精神活動の中枢があり、ものを考え、記憶し、創造する働きがあります。そのほか、運動の中枢も前頭葉にあります。また、側頭葉には聴覚や嗅覚の中枢、頭頂葉には痛覚、温度覚、触覚などの感覚の中枢、後頭葉には視覚の中枢があります。

大脳基底核は、尾状核とレンズ核からなり、運動や姿勢を調節する働きがあります。

間脳は、視床と視床下部からなります。視床は運動や感覚の神経が通っており、大脳と連絡し意識を保つ働きもあります。また、視床下部は自律神経や内分泌

図10　脳の構造

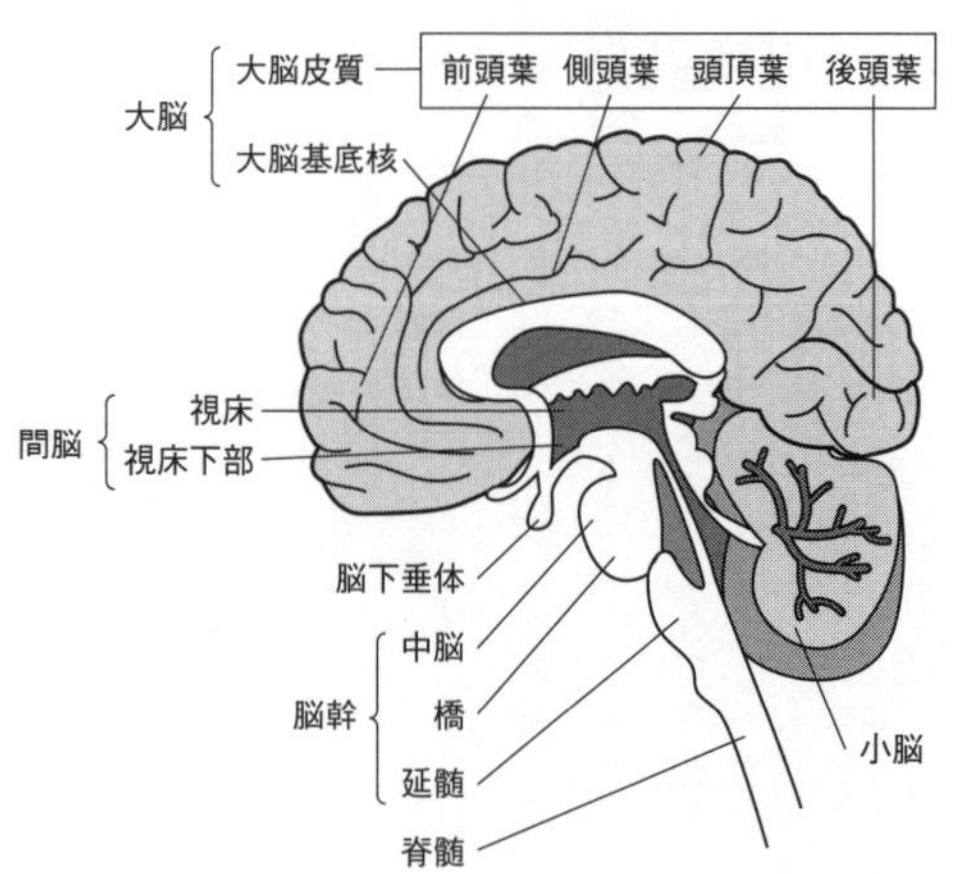

（ホルモン）の中枢として働いています。

脳幹は中脳、橋、延髄からなり、ここには大脳と脊髄を結ぶたくさんの神経が通っています。中脳には筋肉や眼球の運動を調節する核があります。また、橋と延髄には顔面神経（主として顔面の運動に関与）、外転神経（眼の運動に関与）、三叉神経（顔面の知覚に関与）などの核があります。延髄にはこのほか、呼吸、嚥下（飲み込み）、心臓の運動、唾液や涙の分泌などを調節する自律神経の核が存在し、生命の維持にとって大切な場所となっています。

小脳は全身のバランスをとる働きをしており、小脳が侵されると体の平衡がとれなくなって、酒に酔ったときのようなヨロヨロ歩きになります。

脳卒中

脳卒中とは急激に起こる脳血管障害のことで、一般には脳梗塞、脳出血、クモ膜下出血などがよく知られています。「卒」とは「にわかに」という意味で、「中」とは「あたる」という意味ですから、脳卒中というのは「脳が急にあたる病気」ということになります。昔は中風とか中気という言葉も使われていました。

昔は脳梗塞より脳出血のほうが多かったのですが、最近では脳梗塞のほうが多くなっています。減塩食や高血圧治療の普及で脳出血が減ったのがその原因です。また、クモ膜下出血の発症率は脳梗塞や脳出血に比べてずっと少ないです。

●脳梗塞

脳梗塞には脳血栓と脳塞栓の2つがあり、脳血栓のほうが多くみられます。

脳血栓

〔原因〕脳動脈硬化症などのため、脳の血管がつまってしまう病気です。比較的高齢の人に好発します。

〔症状〕手足の麻痺を起こします。重症のときは昏睡に陥るケースもあります。発作を起こす前の血圧は高血圧であることもあるし、そうでないこともあります。

〔治療〕発作直後は安静にして寝かせ、2〜3日後に麻痺した手足のリハビリテーションを開始します。

脳塞栓

〔原因〕リウマチ性の心臓弁膜症（119頁）や心房細動（50頁）などによって心臓にできた血栓（血液の固まり）が脳に行って、脳の血管をつまらせて起こります。

〔症状〕脳血栓は何らかの前触れ的な症状がありますが、脳塞栓は急激に発作があります。その他の症状は脳血栓と似ています。

●脳出血

〔原因〕脳動脈が破れ、血液が脳の中に流れ出る病気。大部分は高血圧と動脈硬化が原因です。

〔症状〕手足の麻痺や舌のもつれなどを起こします。意識障害をともなうことが多く、重いときは昏睡状態となります。嘔吐、発熱、異常な発汗などの症状をみることもあります。

●クモ膜下出血

〔原因〕血管奇形が原因で、脳のクモ膜下というところに急激な出血をきたす病気です。20歳から60歳ぐらいの人にみられます。

〔症状〕突然激しい頭痛が起こり、2〜3分のうちにその痛さはピークに達します。手足の麻痺はあまり起こしませんが、一時的に意識を失うこともあります。

〔治療〕再発しやすく死亡率が高いので、外科的手術をしたほうがよい例が多いようです。

認知症

「痴呆」は平成17年（2005年）から「認知症」と呼ばれるようになりました。

認知症は「正常に発達した知能が、後天的な病変により進行的に低下するもの」と医学的に定義されています。65〜74歳で3％、75〜84歳で18・7％、85歳以上では47・5％の人に認知症症状がみられます。脳血管性認知症やアルツハイマー型などのタイプがありますが、日本では脳血管性認知症がアルツハイマー型より多く、欧米はその逆です。

〔原因〕脳血管性認知症は脳卒中や脳動脈硬化症などが原因です。これに対してアルツハイマー型は原因が不明で、脳が著明に萎縮して認知症になります。

〔症状〕記憶力・判断力・理解力などの低下、人格の変化、徘徊（夜中などに意味もなく歩き回ること）などがあります。

〔治療・予防〕脳血管性認知症の場合は高血圧、糖尿病、高コレステロール血症などが原因となるので、これらの病気の治療に努めます。また、精神的な要因もあるので精神の健康にも配慮します。一方、アルツハイマー型認知症の予防と治療はむずかしいのが現状です。

パーキンソン病

〔原因〕1817年にパーキンソンという学者によって発見されました。原因は不明ですが、主な病変は中脳の黒質にあるメラニン細胞の変性です。正常の人の黒質メラニン細胞はドーパミンをつくっていますが、この病気になるとドーパミンが著しく減少するため、次のような症状を呈します。

〔症状〕振せん（手をはじめとする体のふるえ）、筋硬直（体が硬くなる）、寡動《かどう》（体の動きが悪くなる）、仮面様顔貌（顔の表情が硬い）、小刻みな歩行、すくみ足（歩き始めが困難なこと）、突進現象（突進するように歩くこと）などが特徴です。しだいに寝たきりとなり、精神障害も出てきます。中年以降の高齢者にみられますが、頻度に男女差はありません。

〔類似病〕パーキンソン病と同じ症状が起こる病気をパーキンソン症候群とよんでいます。外傷（ボクサーなど）、マンガン中毒、一酸化炭素中毒、脳腫瘍、薬物（レセルピンなど）、慢性硬膜下血腫などがその代表的な病気です。

心身症

心身症は「身体症状を主とするが、その診断や治療にあたっては心理的因子についての配慮が特に重要な意味をもつ病気」と定義されています。心身症を分類すると次のようになります。

①循環器系＝本態性高血圧症、本態性低血圧症、神経性狭心症、一部の不整脈、心臓神経症
②呼吸器系＝気管支喘息、過呼吸症候群、神経性咳嗽
③消化器系＝消化性潰瘍、潰瘍性大腸炎、過敏性大腸症候群、神経性食欲不振症、神経性嘔吐症、腹部緊満症、空気嚥下症
④内分泌代謝系＝肥満症、糖尿病、心因性多飲症
⑤神経系＝偏頭痛、筋緊張性頭痛、自律神経失調症
⑥泌尿器系＝夜尿症、インポテンツ、過敏性膀胱
⑦骨・筋肉系＝チック、外傷性神経症
⑧皮膚系＝円形脱毛症、じんましん
⑨耳鼻咽喉科領域＝メニエール症候群、咽喉頭部異物感症、乗物酔い、吃音
⑩眼科領域＝眼瞼けいれん

⑪産婦人科領域＝月経困難症、更年期障害、不感症
⑫小児科領域＝起立性調節障害、再発性臍疝痛、心因性の発熱、夜驚症
⑬手術前後の状態＝腸管癒着症、ダンピング症候群、ポリサージャリー、形成手術後神経症
⑭口腔領域＝口臭、咬筋チック、義歯神経症

以上のように多くの心身症があります。現代は価値観の多様化、働きすぎなどでますますストレスが増えているため、これからも心身症は増加し続けることでしょう。

大人だけでなく、受験戦争、いじめ、かぎっ子生活などで子供たちにもストレスが増え、心身症になる子供も少なくありません。むずかしい問題ですが、親子関係や友人関係などについて、柔軟かつ適切な配慮が必要です。育て方も過保護でも放任でもいけません。

「病気だけではなく病気に悩む人間を診よ」（14頁）という言葉は慈恵医大の学祖である高木兼寛先生の教えですが、心身症では医師は病気だけではなく、病気に悩む人間も診ます。これを全人的医療といいます。こうした考え方は心身症に限らず、すべての病気にあてはまることです。

抑うつ症状がみられる症候群

❶空の巣症候群

「空の巣」とは、子供たちがいなくなって家が空っぽになったことを意味します。成人した子供が就職、

結婚などで家を去って、母親が空虚・虚脱状態に陥ることがありますが、これを空の巣症候群とよびます。凡帳面で完全主義的な性格の人にみられる状態です。

❷燃えつき症候群

猛烈社員、ソシアルワーカー、若い看護師などに多くみられます。今まで真面目で活発にやってきた人が燃え尽きたようにうつ状態、無気力になる症候群のことです。

チック

チックは心身症の一つで、顔しかめ、まばたき、肩すくめなどの癖をいいます。神経質な子供によくみられる癖ですが、稀に大人にみられることもあります。ほとんどの場合はストレスと関係していますから、親子、兄弟、友達との関係がうまくいっているか検討しなければなりません。

幼稚園や学校でのストレスが原因のケースが多いようです。子供に「チックをやめなさい」と言いすぎるとかえって逆効果ですから、親は寛大に見守ってあげることが大切です。子供の心が安らげば自然に治ってきます。

森田療法

ノイローゼ（神経症）の治療法はたくさんありますが、その中の一つに森田療法があります。森田療法は慈恵医大精神科の教授であった森田正馬先生［明治7年（1874年）高知県生まれ、昭和13年（1938年）没］が考え出した治療法です。森田療法は精神科では日本国内はもちろん、世界的にも認められた治療法で、けっして特殊なものではありません。

以下、昔に私が森田療法について書いた「随境自転」という小論文を次項にそのまま転載します。「随境自転」という言葉は森田先生が考え出した言葉です。なお、森田療法についてもっと詳しく知りたい方は、慈恵医大教授を務めた高良武久先生が一般の人向けに書いた『森田療法のすすめ』（白揚社）を読むとよいでしょう。森田療法についての本はそのほか数多く出版され、一般書店で販売されています。

随境自転

今、神経症で悩んでいる人は、自分は世の中で最も不幸な人間である。この悩みさえなければ自分にはもっと能力があるはずなのに、と考えているのではないだろうか。

神経症の人は、一般に繊細な神経の持ち主であり、それは長所であるが、とらわれていれば短所となり悩むわけであろう。取り越し苦労をしたり、高すぎる理想の実現を願うあまり、かえって充分な力を出し切っていない状態ともいえる。

自己の悩みを他人に打ち明けられず悶々と悩んだり、そんなつまらないことは心配するなと忠告されるのが普通であるが、森田療法ではちがった考え方である。すなわち、悩むなといっても悩むのが神経質者の特徴である。だから「悩みながらあるがままにやるべきことをやりなさい」というのである。この考え方を観念的には分かっても自分のものとして体得してゆくことは努力を必要とし、また、その真の意味を理解するには時間もかかるものである。自分の能力の範囲で努力し環境に適応してゆくことが大切である。環境に適応するということは、若い人たちにとって、消極的な意味ではなく、積極的に自己を発展させながらという意味に解釈したいのである。これを「随境自転」というのであろう。高のぞみは禁物である。うまくできないことは多いが、自分なりに努力すれば結果は不充分なものであっても、さらに努力、経験を積み重ねることによって段々と進歩してゆくであろう。

医療と宗教

〝人がどう生きるか〟というのはあまりに大きな命題ですし、人それぞれにさまざまな生き方や考え方がありますから、軽々しく結論を出したり、むろん特定の考え方を強制することはできません。ですから、ここでは心や体に不調を訴える人たちに少しでも参考になればと考え、「医療と宗教」について書いてみたいと思います。

私は特別の宗派に属しているわけではありません。また、宗教についてそう詳しいわけでもありません。宗教について熱心な方も少なくないと思いますが、多くの日本人の宗教心はそれほど強くないと私は考えています。

私も例にもれず、宗教についてはあまり関心がなく、まったく無知でした。しかし、あるとき本屋さんで目にとめた一冊の本を読んでから、宗教に対する考え方がだいぶ変わりました。その本は天龍寺の平田精耕師の書かれた『一切は空』（集英社）という本です。この本は般若心経について平田先生が分かりやすく解説されたものです。般若心経というと正直いって抹香くさい印象をもっていたのですが、これを読んでから私のそんな先入観は一掃されました。

般若心経は、浄土真宗を除いた仏教各宗派に共通するお経です。たった276文字のお経ですが、その中に人生哲学が集約して語られています。276文字に何が書かれているかというと、「空」の一字に帰してしまう、と平田先生は説いています。平田師のこの本は今は絶版ですが、詳しいことについては、般若心経関係の本をお読みください。

私は、この般若心経を考えていくうちに、前述した森田療法と共通の基盤があるのではないかと考えるようになりました。般若心経も森田療法もわが国においては地味な存在ですが、医療の中でも重要な役割を果たしているのです。

また、キリスト教と医療とのかかわりも注目されています。とかく現代は科学万能の時代で、宗教的な考え方がなおざりにされる傾向がありますが、むしろ、〝科学万能の世だからこそ宗教的な考え方が必要だ〟と私は考えるようになってきています。

眠れない人のために

夜中のトイレの回数が多い人は不眠症にもなります（115頁）。

お茶やコーヒーにはカフェインが含まれているので、カフェインに敏感な人は午後4時すぎには摂取しないようにしてください。一方では、寝る前にコーヒーを飲む人もいるのですから、個人差というのは大きいものです。番茶にはカフェインは含まれていません。一部のかぜ薬、頭痛薬、栄養ドリンクにもカフェインが含まれていて、不眠の原因になることがあります。

うつ病が不眠の原因になることもあります。

「少しくらい眠れなくてもいい」というくらいの開き直りが必要なこともあります。

不眠で困ったときには一人で悩んでいないで、かかりつけの医師に相談してみてください。

5 呼吸器系の病気

呼吸器のしくみと働き

呼吸器は気道と肺胞からできています。

空気中の酸素をとり入れ、体の中で不要になった炭酸ガスを排出する働きを呼吸といいます。呼吸は肺

図11　呼吸器の解剖

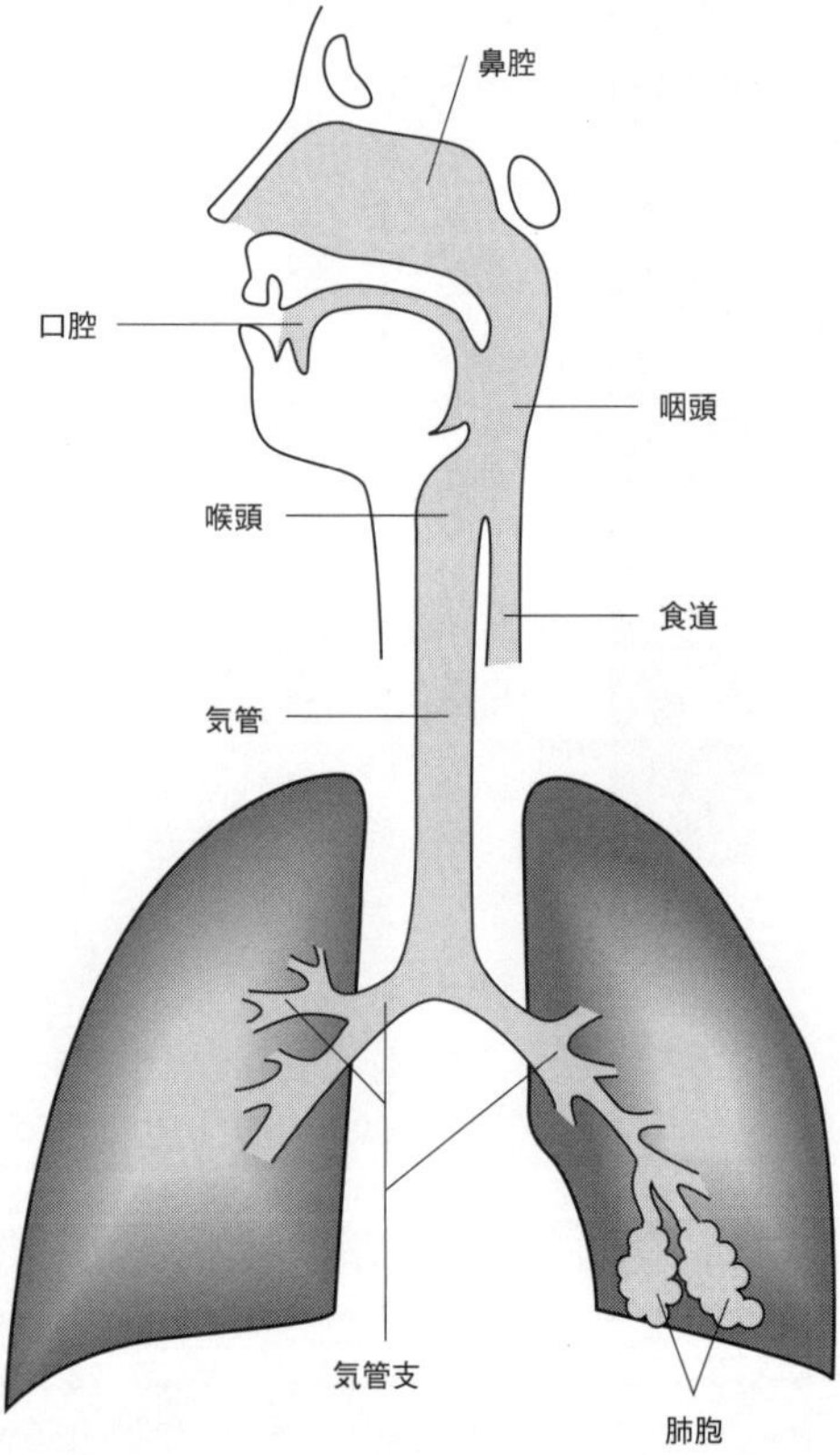

呼吸器のしくみ　表20

呼吸器						
気道						肺胞
上気道			下気道			肺胞
鼻腔	咽頭	喉頭	気管	気管支	細気管支	

胞で行われます。肺胞は大きさが０・１～０・２㎜、両肺で合計5～6億個あり、総呼吸面積は１００㎡に達します。肺胞の近くに毛細血管が存在しますが、肺胞と毛細血管の間で酸素と炭酸ガスの交換が行われます。つまり、肺胞の中の酸素が毛細血管に、毛細血管の中の炭酸ガスが肺胞に排出されるのです。

気道は空気の通り道で、鼻腔、咽頭、喉頭、気管、気管支、細気管支からなり、喉頭までを上気道、気管から先を下気道といいます。

かぜ

かぜは誰でもよくかかる病気です。子供の場合、個人差もありますが平均して1年に6～7回はかかるといわれています。かぜとは「鼻、咽頭、喉頭、気管、気管支の急性炎症」と定義されており、「かぜ症候群」というのが正式の病名です。

〔原因〕かぜ症候群の原因は80～90％がウイルスによるもので、ウイルスは実に２００種類以上あります（表21）。その他の原因としてマイコプラズマや肺炎球菌といった細菌もあります。また、ごく一部ですが、寒さやアレル

図12　鼻、のど（咽頭・喉頭）、気管、食道の解剖

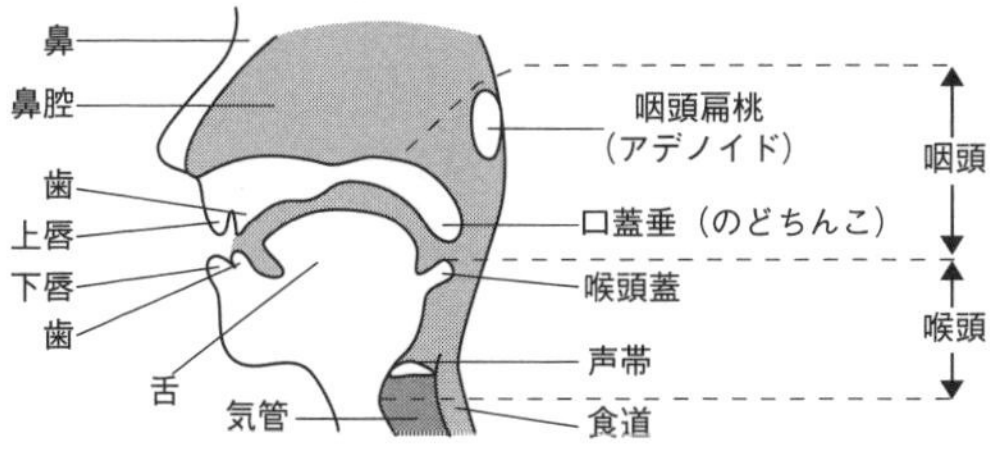

ギーなどもかぜの原因になります。

〔タイプの分類〕かぜ症候群には、普通感冒型、インフルエンザ型、咽頭炎型、喉頭炎型、気管支炎型など、いくつかタイプがあります。

〔合併症〕かぜ症候群は、ふつう一週間前後で治りますが、細菌感染を合併すると肺炎、中耳炎、副鼻腔炎（蓄膿症）などを引き起こし、治療はかなり長引きます。

普通感冒（鼻かぜ）

〔原因〕ライノウイルスやコロナウイルスなどが病原となります。

〔症状〕主として鼻の粘膜に炎症を起こし、鼻水、くしゃみ、鼻づまり等の症状を呈します。咳や微熱をともなうこともあります。

気管支炎

〔原因〕種々のウイルス（表21参照）やマイコプラズマ、細菌が原因となって気管支粘膜に炎症を起こします。

〔症状〕咳や粘液膿性の痰、発熱など。よくみられる病気ですが、肺炎さえ

かぜの病原ウイルス　表21

	種　類		種　類
インフルエンザA、B、C	3	コロナウイルス	1
パラインフルエンザ	4	コクサッキーA、B	29
RSウイルス	1	エコーウイルス	32
アデノウイルス	33	レオウイルス	3
ライノウイルス	113		

起こさなければ予後のよい病気です。

肺炎

肺炎にも多くの種類がありますが、一番発病例が多いのがマイコプラズマ肺炎、次いで細菌性肺炎が多く、そのほかにウイルス性肺炎などもあります。

●マイコプラズマ肺炎（１４７頁参照）

●細菌性肺炎

〔原因〕肺炎球菌が最も多く、その他にブドウ球菌、インフルエンザ菌（インフルエンザウイルスとは別です）、溶連菌、肺炎桿菌、緑膿菌などが原因となります。抵抗力の落ちた高齢者などは肺炎になりやすいので要注意です。

〔症状〕咳や痰、発熱。

〔治療〕細菌に合わせた抗生剤が有効です。

●ウイルス性肺炎

〔原因〕インフルエンザウイルス、アデノウイルス、ＲＳウイルスなどが病因です。そのほか、稀に肺炎を起こすことがあるウイルスとして、はしかや水ぼうそう、サイトメガロウイルスがあります。特にはしかは要注意です。

〔症状〕咳き込み、発熱、胸痛。

〔後遺症〕インフルエンザウイルスによる肺炎は比較的軽い経過をとりますが、アデノウイルスによる乳児の肺炎では、後遺症として気管支拡張症を残すことがあります。

ウイルスとマイコプラズマと細菌

かぜ症候群を引き起こす病原体には、ウイルスのほか、マイコプラズマや細菌などがあります。

ウイルスは細菌よりも小さいため光学顕微鏡では見ることができず、電子顕微鏡ではじめて観察することができます。ウイルスにはどんなものがあるかというと、かぜ症候群を起こす表21（104頁）のウイルスのほか、肝炎ウイルス、はしか、おたふく、風しん、水ぼうそう、ポリオ、日本脳炎、エイズなどのウイルスがよく知られています。

マイコプラズマは、ウイルスと細菌の中間的な性質をもった病原体で、気管支炎や肺炎を起こします。エリスロマイシンやテトラサイクリンという抗生剤がよく効きます。

細菌はマイコプラズマよりもさらに大きい病原体です。肺炎球菌、ブドウ球菌、赤痢菌、溶連菌、大腸菌などがあり、扁桃炎、気管支炎、肺炎、大腸炎、膀胱炎、腎盂腎炎など多くの病気の原因となります。

寒さとかぜとマスク

かぜの原因は寒さのためだと考えている人は少なくありません。しかし、かぜの原因のほとんどはウイルスによるものです。寒いところで生活していてもウイルスさえ存在しなければかぜをひかない、ということは医学的に立証されており、このことからも寒さがかぜの原因ではないことが分かります。しかし、たしかにインフルエンザをはじめとして、かぜが寒いときに多いのも事実です。では、なぜ寒いときにかぜをひきやすいのか——理由は、ウイルスは低温、低湿度の環境で活動性が高まるからです。つまり、寒さはかぜの直接の原因ではないが、かぜの誘因になっているといえます。

次に、マスクについて考えてみましょう。ウイルスがのどに入るのをマスクでは防げないので、マスクはかぜの予防には役立たないという人がいます。しかし、マスクをすることは、のどを温め適度な湿度を与えてウイルスの活動性を抑えるので、かぜの予防と治療には有効です。

6 腎臓・泌尿器系の病気

腎臓・泌尿器のしくみと働き

腎臓は腹部の後ろ側に脊柱をはさんで左右に1つずつあり、右の方が左よりやや低い位置に存在します。

腎動脈から送り込まれる血液中の老廃物を濾過して尿をつくる働きがあります。尿は尿管から膀胱に運ばれ、膀胱に一時ためられた後、尿道から排泄されます。

尿を検査するときの注意

尿検査ではいろいろなことが分かりますが、よく知られているのは蛋白と糖です。蛋白を調べる尿検査は、主として腎臓の働きをみるのが目的ですが、なるべく体に負担のかかっていない状態のときに尿をとる必要があります。なぜなら、寝不足や過労のとき、気温が高くて体のだるいとき、熱のあるとき、強い運動の後などでは蛋白が陽性に出やすいからです。たとえば、熱のあるときに蛋白が陽性に出たら、熱が下がったときにまた調べ直す必要があります（熱のあるときの蛋白を熱性蛋白といいます）。

女性の場合、月経のときは検尿しません。また膀胱炎の検査のときは、女性は外尿道口を清浄綿で拭いてから尿をとるとよい検査ができます。

尿の糖をみるときの注意は69頁を参照してください。

図13　腎臓・尿路の解剖

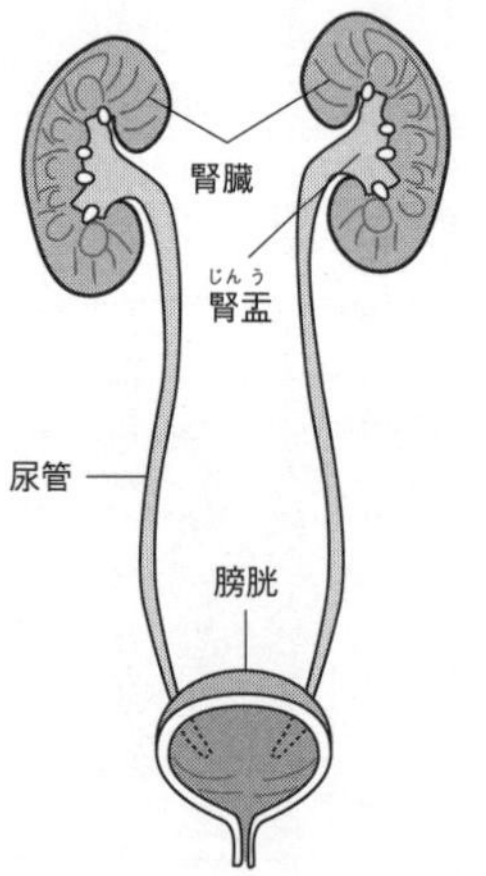

尿検査における潜血反応とは

人の尿には体が正常な状態でもわずかに血液が存在することがあります。尿検査で「潜血反応」というのは、尿の中に微量に含まれている血液を検出する検査です。

最近では、尿中の血液は顕微鏡で見なくてもテープで簡単に検出できます。ただ、テープによる検査法はかなり鋭敏なので、尿中の血液が少しでも存在すると陽性に出てしまいます。「潜血反応」は「潜んだ血液」ということで目で見ることはできません。表22（東京都予防医学協会）でみると、たとえば45〜49歳の女子では19・9％が陽性、男子では6・5％が陽性です。ごく微量の陽性者を含めると、潜血反応陽性の人はもっと多くなります。

健康診断で尿潜血陽性になった場合でもほとんど異常とはいえませんが、ときに病気が隠れていることもあります。

尿に血が混じったとき

尿中の血液には、肉眼では気がつかない血尿と、目で分かる血尿（肉

成人における健康診断時の検尿成績　　表22

年齢階層		24歳以下	25〜29	30〜34	35〜39	40〜44	45〜49	50〜54	55〜59	60歳以上	合計
男性	受検者数	761	1,273	2,828	3,587	2,921	2,141	1,533	1,310	1,164	17,518
	蛋白単独陽性率(%)	2.1	2.3	1.6	1.6	1.8	1.4	1.8	2.1	2.6	1.8
	潜血単独陽性率(%)	3.0	2.8	4.6	5.8	6.8	6.5	7.6	8.9	7.5	6.0
	蛋潜重複陽性率(%)	0.4	0.5	0.5	0.4	0.7	0.5	0.9	1.1	0.9	0.6
女性	受検者数	1,248	771	779	1,083	1,432	1,538	1,408	1,017	776	10,052
	蛋白単独陽性率(%)	1.9	1.2	0.6	0.7	0.6	0.3	0.6	0.9	0.5	0.8
	潜血単独陽性率(%)	11.9	11.4	13.2	17.4	17.5	19.9	16.9	15.8	18.2	16.2
	蛋潜重複陽性率(%)	0.8	1.2	0.8	1.8	1.1	1.6	1.3	0.8	1.4	1.2

眼的血尿）とがあります。肉眼では気がつかない血尿は、顕微鏡で見ると分かるので顕微鏡的血尿とよばれ、前述の潜血反応検査で調べます。この顕微鏡的血尿はほとんどの場合は無害性ですが、一部は肉眼的血尿と同じ原因のことがあります。肉眼的血尿は次の病気が原因です。

①腎臓＝急性腎炎、慢性腎炎、腎臓結石、腎臓がん
②腎盂＝腎盂腎炎
③尿管＝尿管結石、尿管がん
④膀胱＝急性膀胱炎、慢性膀胱炎、膀胱結石、膀胱がん
⑤尿道＝尿道炎、尿道結石

尿の色の異常で分かる病気

正常の場合でも、尿の色はほとんど透明のものからかなり黄色のものまでさまざまです。しかし、尿が赤褐色の場合は肝臓や胆のうがかなり悪い状態です。このようなときは、血液検査をして肝臓や胆のうの状態を調べる必要があります。また、尿に血が混じったときは前項に述べた病気の可能性があります。

便秘の治療薬や寄生虫の治療薬をのむと尿が赤くなることがありますが、この場合は血尿とはちがうのでまったく心配ありません。フィラリアの場合には牛乳のような白い尿が出ます。

尿量、尿の回数の異常で分かる病気

1日の尿量は、飲食物の量、汗の出方、その人の体質などによってかなり異なりますが、健康な成人の1日の尿量は1000~1500㎖です。

尿の量が多くなる病気としては、尿崩症（下垂体の病気）という珍しい病気があります。そのほか、糖尿病がよく知られています。また、夜中のトイレの回数が多いことについては、115頁を参照してください。

心不全や腎臓障害の場合は、逆に尿量が減って、体に水分がたまりむくむようになります。そのほか、尿毒症でも極端に尿量が減ります。

尿の回数が増えることを頻尿といいます。その原因として膀胱炎、前立腺肥大症などがあげられますが、前述の尿崩症や糖尿病などのように尿量が増える病気では、尿の回数も当然増えてきます。

自分の意志とは関係なく尿が出てしまうことを「尿失禁」といいます。この尿失禁は女性にかなり多くみられますが、一人で悩んでいないで困ったら、まずはかかりつけの医師に相談してみてください。

急性腎炎

この病気の70~80%が溶連菌感染が原因です。148頁を参照してください。

腎盂腎炎

〔原因〕腎盂というところに大腸菌などの細菌がついて起こります。

〔症状〕腎臓部（左右の腰の高い部分）を叩くと痛みに左右差があります。つまり、どちらか悪い方を叩くと響いて痛むわけです。このほか、発熱、嘔吐などの症状があります。かぜの症状もないのに高い熱が続くときはこの病気を疑ってみる必要があります。膀胱炎に引き続いて起こる病気なので、男性よりも女性に多くみられます。

〔診断〕尿の顕微鏡的検査をして決めます。

〔治療〕原因となっている菌によく効く抗生剤を投与します。

尿毒症

〔原因〕腎臓機能が低下した状態を「腎不全」といいますが、その末期に起こる一連の症状を尿毒症とよびます。腎臓の働きが悪くなり、尿の量が減って尿中に排泄されるはずの物質が血液中にたまることによって起こります。腎不全には急性と慢性がありますが、急性腎不全の原因となる病気には急性腎炎、重症の感染症、大出血、大やけどなど。慢性腎不全の原因となる病気には慢性腎炎、妊娠中毒後遺症、糖尿病、高血圧、痛風などがあります。

〔症状〕食欲不振、浮腫（むくみ）、貧血、吐き気、下痢などがみられます。

〔診断〕尿の蛋白、血液中の尿素窒素、クレアチニン、eGFR（181頁）、尿酸、電解質などの検査をします。

〔治療〕血液検査でクレアチニンが8㎎／dℓを超えたり、食欲不振や貧血などの症状が強くなると、人工腎臓や移植などの治療に踏みきります。人工腎臓は血液透析とか人工透析ともいわれ、週に3回、1回につき数時間かけて治療が行われます。人工腎臓の原理は、患者さんの血液をとり出し、その血液を装置にかけてきれいにして患者さんに戻す、という治療法です。入院しないで外来で実施されますが、やや負担のかかる治療です。現在、日本では32万人がこの治療を受けています。また、腎臓移植は、日本でも年に1600人くらい行われていますが、欧米ほど多くはありません。

ネフローゼ症候群

ネフローゼ症候群は腎臓の糸球体の障害によって起こる病変のことで、次の診断基準をみたすものをいいます。①1日の尿中の蛋白の量が3・5g以上（かなり大量の蛋白尿）、②低蛋白血症＝血清の総蛋白が6g／dℓ以下、③脂質異常症＝血清の総コレステロール値が250㎎／dℓ以上、④浮腫（むくみ）。

原因となる病気には次のものがあります。①特発性＝一次性とか原発性ネフローゼ症候群ともいいます。糸球体の障害の原因が不明のものがこれに相当します。②代謝疾患＝糖尿病、アミロイドーシス、多発性骨髄腫。③膠原病＝全身性エリテマトーデス、結節性動脈周囲炎。④慢性感染症＝結核、梅毒、マラリア。

子供の場合は①の特発性のことが多く、成人でも70～80％が特発性で、残りが糖尿病やその他の病気によるものです。一般に子供のネフローゼは治りやすく、成人は治りにくい傾向があります。

尿路結石

〔原因〕何らかの原因で尿管や膀胱に石ができる病気です。石の組成はほとんどカルシウム結石で、一部は尿酸結石です。

〔症状〕血尿と下腹部から陰部にかけての強烈な痛みが特徴です。石が腎臓に近い所にあるときには腰が痛みます。

〔治療〕結石は自然に尿とともに出ることもありますが、出ない場合には手術をするか、体外衝撃波結石破砕法（ESWL）をほどこします。ESWL は衝撃波で外から石を小さく砕いて尿に出す方法です。

膀胱炎

〔原因〕多くは大腸菌をはじめ、種々の細菌の感染によって起こります。解剖学的に尿道が短いため、女性のほうがかかりやすい病気です。

〔症状〕尿をするときの痛み、尿の回数が増える、排尿したあとまだ残っている感じ（残尿感）が三大症状です。クーラーなどで下腹部が冷えると膀胱炎と似た症状を起こすことがありますが、尿を顕微鏡検査すれば膀胱炎かどうかはすぐに分かります。

〔治療・予防〕排尿をあまり我慢しないこと、冷えないようにすること、不潔にならないようにすることが大切です。治療には抗生剤を投与します。この病気になると婦人科を受診する人もいますが、内科でも十分治療できます。治りにくいときには、ときに泌尿器科医による専門的な診察が必要になることもあります。

前立腺肥大症

〔原因〕50歳以上の男性にみられる老人病の一つです。前立腺の内腺が肥大し、それが尿道を圧迫して尿が出にくくなります。

〔症状〕排尿時の尿の勢いが悪くなり、排尿回数も増えてきます。ひどくなると尿が途切れたり、尿がタラタラとたれる状態となります。前立腺がんと症状が似ているので注意が必要です。

〔治療〕肥大した内腺腫を手術で除去します。

夜中のトイレ

高齢者の場合は、心臓や腎機能低下などのため夜間の尿量が増える傾向があります。夜中のお小水の回数が3〜4回におよび、睡眠障害に陥る人もけっして少なくありません。また、不眠傾向にある人は、よく眠れなくてトイレの回数が増えてしまうことがあります。こうした人たちは午後から夜にかけての水分摂取を控えることが必要です。午後3時とか5時すぎの水分摂取を控えれば、かなり夜中の尿の回数を減らすことができます。

そのほか、みそ汁や豆腐、野菜、ごはんなどにも水分が多く含まれているので、夜中の尿が近くて困っている人は適当に制限してください。特に、お茶、コーヒー、紅茶には尿を近くする作用（利尿作用）と目をさます作用（覚醒作用）がありますから、これらの飲食物の摂取は極力抑えたほうがよいでしょう（飲食物による利尿作用や覚醒作用は、個人差が大きいことも知っておいてください）。昔の豆腐は利尿作用が強かったのですが、最近のものは製法が変わってそれほどでもなくなりました。

しかし、水分の摂取は体のためには不可欠なので、午後の水分摂取を控える人も午前中は十分に水分をとることが大切です。

夏と冬では必要な水分摂取量はまったく違います。冬の方がずっとトイレが近くなります。

なお、子供のおねしょについては１４１頁に書きました。

夜中に水分をとることについて

脳梗塞を予防するために夜中にも水分をとった方がよいと、健康志向番組でテレビタレントがよく言っているそうです。これを見て、夜に水をのみすぎてトイレが忙しくて眠れなくて困りますという患者さんがいます。

脳梗塞予防のために水分を適当にとることはよいのですが、トイレが忙しくなって不眠になるほどとるのは逆効果です。寝る前や夜中に一口（約50～70㎖）の水か湯を飲むことはよいことです。夏の暑いときには汗をかくので、もっと多く飲んでも尿が近くなることはありません。

水分補給のため一年中、昼間でも歩きながらペットボトルの水を飲んでいる人がいますが、そんなに熱心に水分補給する必要はまったくありません。

前立腺がんとPSA検査

腫瘍マーカー検査の一つとしてＰＳＡ検査があります（１３２頁、１７５頁）。

ＰＳＡとは前立腺特異抗原 prostate specific antigen のことです。

この検査の基準値は４ng／ml以下です。

近年はわが国でも前立腺がんの罹患率が増えています。この病気は男性だけの病気です。

わが国で増えてきた理由としては食習慣の欧米化が関係しているといわれています。食習慣としては高脂肪食、乳製品の取り過ぎ、肥満などが影響すると考えられています。

がん罹患率でいうと、アメリカでは前立腺がんは1位です。日本では4位です。罹患率というのは、その病気にかかる割合のことです。

がんによる死亡のうち前立腺がんによる死亡は、最近ではアメリカでは2位（1位は肺がん）、日本では7位です。日本でも30年前と比べると著増しています。

膠原病とは

1942年、アメリカの病理学者クレンペラーは『膠原病』という新しい病気の概念を発表しました。このときの論文はたった2頁のものでしたが、1950年にはその研究をまとめ、膠原病には6つの病気があることを示しました。6つの病気とは、慢性関節リウマチ、リウマチ熱、全身性エリテマトーデス、多発性筋炎、強皮症、結節性動脈周囲炎です。

「膠原病はどんな病気か」というと非常に難解ですが、医学的には「全身の結合組織に、フィブリノイド変性という形態学的な変化のみられる病気」と定義されます。

病気によって少しずつ症状が異なりますが、共通の症状として次のようなものがあります。

肺、腎臓、関節など多くの臓器が障害され、症状はよくなったり悪くなったり慢性に経過します。体温は正常のこともありますが、微熱があったり高熱が続くこともあります。このほか、疲れやすい、体重の減少、皮膚の変化、関節の腫れと痛み、腎障害（尿に蛋白が出る）、肺病変（間質性肺炎、肺線維症、胸膜炎など）などの症状があります。

膠原病の中で一番多いのは慢性関節リウマチで、次いでリウマチ熱と全身性エリテマトーデスが続きます。他の3つはかなり稀な病気です。6つの膠原病のほかに、仲間の病気（膠原病類縁疾患）としてベーチェット病やシェーグレン症候群などがあります。

慢性関節リウマチ

〔原因〕免疫異常との関連が指摘されていますが、はっきりしていません。男性より女性に多い病気で遺伝も少し関係します。

〔症状〕いくつかの関節の痛みや腫れ、朝のこわばりが特徴です。朝のこわばりというのは、目をさましたときに両手がこわばり、指を動かそうとしても力が入らないことをいいます。こわばりは数分から長いときには数時間にもおよび、時間が長いほどリウマチが重いといえます。

〔診断〕血液検査が参考になりますが、絶対的なものではありません。

〔治療〕薬物療法では消炎剤やステロイド剤が有効ですが、ステロイド剤は副作用があるので使用に際しては細心の注意を払わなければなりません。

リウマチ熱

〔原因・症状〕溶連菌（溶血性連鎖球菌）に感染して1～3週間後に、心炎や多発性関節炎、腎炎を起こします。熱は38～39℃以上にも達します。病気が長びくと心臓弁膜症を起こす危険があるので、十分な注意が必要です。好発年齢は5～15歳ですが、最近は抗生剤の普及でかなり減っています。

〔治療〕ペニシリンを内服します。

リウマチとは

患者さんの間でリウマチという言葉がよく使われます。長く続く痛みがあると「自分はリウマチである」と考える人が多いようです。

医学的にはリウマチは3つに分けられますが、そのうちの2つは前出の慢性関節リウマチとリウマチ熱です。3番目のリウマチは、患者さんが俗にリウマチといっている病気で、体のあちこちの痛みを訴えるものですが、これは神経痛や変形性関節症によるものが多いようです。

全身性エリテマトーデス

〔原因〕病因は不明。20歳代から30歳代に多く、女子は男子の5～10倍多くみられます。

〔症状〕発熱、顔面に蝶の形をした紅斑、光線過敏症、レイノー現象、関節炎、胸膜炎、腎障害、精神神経症状などがあります。

〔治療〕軽い症状には非ステロイドの消炎剤を使いますが、多くの場合は副腎皮質ステロイド剤を投与します。

レイノー症候群

「レイノー現象」とは、寒さで手足の先の動脈が収縮し、指先が蒼白になって冷たくなる現象をいいます。1862年にレイノーという学者が発表したため、こう名づけられました。

この現象を起こす原因はさまざまですが、特にほかの病気がない場合を「レイノー病」、他の病気があって二次的にレイノー現象が起こる場合を「レイノー症候群」とよびます。レイノー症候群の基礎疾患として一番多いのは膠原病です。ただ、膠原病になった人のすべてがレイノー現象を示すわけではなく、そのうちの30%くらいといわれています。このほかの基礎疾患としては神経疾患、動脈の病気、振動病（林業などで振動工具を頻繁に使う人がかかる病気）、重金属中毒などがあげられます。

8 アレルギーの病気

主なアレルギー疾患とアレルゲン(抗原)

アレルギー疾患の代表的なものとして気管支喘息、アレルギー性鼻炎、アトピー性皮膚炎、じんましん、薬剤アレルギーがよく知られています。また、アレルギー疾患の原因となる物質はアレルゲン（抗原）とよばれますが、それには次のようなものがあります。

①花粉＝スギ、ヒノキ、カモガヤ、小麦、ブタクサ、ヨモギ、アキノキリンソウなど
②動物の表皮＝犬や猫の上皮など
③ダニ
④ハウスダスト
⑤真菌（かび）＝アスペルギルス、アルテルナリア、カンジダ、クラドスポリウム
⑥食品＝卵白、牛乳、米、そば、大豆など

アレルゲンテスト

何の抗原に対するアレルギーがあるかを調べる検査をアレルゲンテストといいます。この検査を小児に実施すると、ハウスダスト、ダニ、かびについてはほとんどの子が陽性に出ます。つまり、これらの物質はそれだけ抗原性が強いということです。ただ、アレルゲンテストの結果が陽性だからといって、すぐ体質改善が必要ということではありません。症状の程度に合わせて体質改善を考えていきます。この考え方は、喘息でもアトピー性皮膚炎でも同様です。

アレルギー疾患が増えてきた理由

近年、喘息や花粉症、アトピー性皮膚炎が増えてきました。その大きな原因として、住居の中にダニや

かびなどの抗原が増えたことがあげられます。そのために、人の気管支や鼻の粘膜、皮膚が過敏状態になっているのです。

ダニとかびの増殖の原因は同じで、アルミサッシの使用により住宅の気密性がよくなり、すきま風が吹き込まなくなったためです。特に日本の夏は湿気が多く、サッシで換気が悪いと壁や木の天井にかびが生えやすくなります。また、冬季の暖房の発達もダニやかびが生育しやすい条件を助長しています。

畳とじゅうたんは一番のダニの温床ですが、今は、昔行われていた大掃除での畳あげもみられなくなり、こうしたこともダニの増殖に拍車をかけています。

ダニ退治

生活環境からダニを少なくすることは、喘息やアトピー性皮膚炎、アレルギー性鼻炎の予防法として大切なことです。

じゅうたん、畳、布団、ぬいぐるみなどにダニは多く棲息していますが、電気掃除機でよく掃除するとダニはかなり減ってきます。これらのものを日光に当てることも効果的です。また、犬や猫、鳥などのペットのフケはダニの餌になって増殖の原因になりますから、この点にも十分注意を払ってください。

ダニ用の殺虫剤も市販されているので、これを使って退治するのもよいでしょう。以上、ダニ退治も必要なのですが過度に神経質になるのも考えものです。

アレルギー疾患の治療

①抗原の除去と抗原からの回避

アレルギー疾患を予防し治療するためには、身の回りから抗原を除去する、または抗原から回避することが必要です。

②減感作療法

最初にアレルゲンテストを行い、その人にとって抗原となる物質を調べます。次にその抗原を少しずつ注射して体に慣れさせて、アレルギーを起こさないようにする方法です。

③抗アレルギー剤を使用

インタール、アゼプチン、リザベン、ザジテンなどの抗アレルギー剤を吸入、または内服します。

④抗ヒスタミン剤

⑤漢方薬

⑥対症療法

⑦その他

小児喘息

〔原因・症状〕気管支喘息の特徴は、呼吸困難の発作を繰り返すことです。気管支粘膜の浮腫と分泌物の増加のために息苦しく、〝ゼーゼー〟とのどが鳴るような音を出します。原因は主としてアレルギーですが、ほかに、かぜ、気象の変化、運動、自律神経障害、心身症的要因などがあります。

小児喘息は、軽症の例も含めれば0歳から3歳児の1〜2割の子がかかる大変多い病気です。学者の間でも意見が分かれ、学問的にもやや曖昧な病気として喘息様気管支炎がありますが、この病気は「主として乳児および年少幼児を侵す喘息様症状を呈する気管支炎」と定義されています。

〔治療〕小児喘息の治療法としては前述のいくつかの方法がありますが、ほとんどの子供は年齢とともに体力がついてきて自然治癒します。喘息の発作が激しいと、あせってしまうお母さんもけっして少なくありません。しかし、多くの場合は体質改善のための長期にわたる注射や内服は必要ないと思います。むしろ、プールで体を鍛えたり、抗原の除去や回避に努めることのほうがよい方法でしょう。しばしばひどい目にあうケースでは、積極的な体質改善が必要ですし、心身症的な治療が必要なこともあります。

アレルギー性鼻炎

〔原因〕最近はスギ花粉が有名ですが、その他の花粉やハウスダスト、ダニ、かび、食物なども原因になります。毎年話題になるスギ花粉症は、昭和38年（1963年）に斎藤洋三博士によって発見されました。2〜5月ごろにみられますが、スギ花粉症が多くなった理由として、①花粉の増加。わが国の人工林の45%がスギですが、木の手入れが悪いと花粉量も増えるといわれている、②住宅環境の変化でダニやかびが増え、目や鼻の粘膜が過敏になっている、③車の排気ガスとの関連、などが考えられます。

〔症状〕スギ花粉症を含めたアレルギー性鼻炎の症状は、急に鼻の中がむずがゆくなり、何回もくしゃみを連発して水のような鼻汁が出るほか、目やのどのかゆみも伴います。

〔治療〕抗アレルギー剤はスギ花粉症のシーズンの2週間くらい前から服用します。マスクをするのも治療法の一つ。普通のマスクではスギ花粉は通過してしまいますが、それでもマスクをしていると鼻腔が温まり、鼻炎症状が楽になるメリットがあります。

アトピー性皮膚炎

〔原因〕抗原はいろいろありますが、食品では卵、牛乳、大豆が三大原因です。乳幼児にかなり多くみられる病気で、特に冬に症状が悪化します。

〔症状〕症状の軽い子から重い子まで症状はさまざまですが、重症の場合はかゆみが激しくなり、慢性になるおそれもあります。軽症の場合はほとんど心配しなくても自然ときれいに治っていきます。

〔治療〕アトピー性皮膚炎の治療にあたって、原因となる卵、牛乳、大豆などの食品の強い制限を主張する学者とそれに反対する学者がいましたが、最近は一部の例外を除いて、強い制限を主張する学者はいなくなりました。私も症状のひどい子には食事制限が必要ですが、大部分の子は軽症ですから、強い制限は必要ないと思います（これらの食品は子供の成長にとってかなり大切な食品なのです）。

一般論として皮膚病と食品の関連性を考えると、牛乳や卵のとりすぎに注意するのはもちろん、お餅やチョコレートもかなり控えたほうがよいと思います。そのほか、油っこいもの、せんべい、スナック菓子、あめなども制限してください。何もかもいけないというわけではありませんが、ある程度の注意は必要です。

じんましん

〔原因〕じんましんが出るのは食べ物のためと考える人が多いのですが、実際にはさまざまな原因があります。食べ物の場合は、魚（特にサバなどの背の青い魚）、卵、油っこいもの、チョコレートなどが代表的なものです。食べ物に関係なくても、胃腸や肝臓が弱っているとき、寝不足や過労などで体が疲れているときなどにもじんましんが出やすくなります。また、精神的なストレスもじんましんの原因になります。大人だけでなく、小さな子供でもストレスが関係することがよくあります。

〔症状〕強いかゆみがあり、赤いみみずばれや地図状の発疹ができます。ふつうは体が温まると悪くなりますが、「寒冷じんましん」の場合は、逆に体が冷えると悪化します。

〔治療〕抗ヒスタミン剤の軟膏と飲み薬が有効です。かゆい部分を冷やすと楽になりますが、寒冷じんましんのときは逆に温めるとよくなります。また、じんましんを予防するには、食べ物に注意したり便秘を避けたりすることも大切です。時にはストレスの治療が必要になることもあります。

9 がん(悪性腫瘍)

がん予防12か条

国立がんセンターでは、がん予防の心得として次の12項目を提唱しています。各項に解説を加えたので参考にしてください。

①偏食をしないでバランスのとれた栄養をとる
栄養のバランスやがん予防のために、料理にはなるべく多くの素材を使いましょう。

②同じ食品を繰り返し食べない
食物の中には微量の発がん物質を含むものがあります。ワラビのようなアクの強いものとか、せんべい(塩分とこげが問題)などは食べすぎないこと。

③食べすぎを避ける
肥満と乳がん、脂肪のとりすぎと大腸がん、前立腺がんとの関連性が問題となっています。

④深酒はしない
ウオツカやウイスキーなど、アルコール度の強いものはストレートで飲みすぎると食道がんと関係することがあります。

⑤タバコはすわない

肺がんや喉頭がんとタバコとの因果関係はよく知られているところです。
⑥ビタミンA・C・Eと、多くの繊維をとる
ビタミンA・C・Eや繊維には発がん物質の働きを抑える効果があります。ただし、同じビタミンでもビタミンAは摂取しすぎると肝障害などを起こすことがあるので注意してください。
⑦塩辛いものを食べすぎない。あまり熱いものはとらない
食塩のとりすぎは胃がんと、熱いものは食道がん、胃がんの発生と関係します。
⑧ひどくこげた部分は食べない
こげたものを食べすぎるとがんになりやすいので要注意。少量のこげは問題ありません。
⑨カビの生えたものは食べない
⑩過度の日光に当たらない
皮膚がんの原因になることがあります。
⑪過労を避ける
⑫体を清潔に保つ

食生活・生活環境とがん

食生活や生活習慣ががんの発生に関係のあることが、前記の「がん予防12か条」で分かっていただけた

と思いますが、ここでいくつかのがんについて、さらに詳しくみてみましょう。

乳がんは欧米に多くみられる病気ですが、過剰栄養が高リスク要因です。また、ホルモンとの関係も考えられ、授乳経験の少ない女性のほうが乳がんになりやすいといわれています。

胃がんは日本では3番目に多いがんですが、食物の摂取と因果関係があると考えられています。高リスク食品、すなわち食べすぎるとがんを起こす可能性がある食品として塩魚、漬物、澱粉食品があります。逆に低リスク食品、すなわちがん予防の効果があると考えられる食品として果物、生野菜、牛乳があげられます。

大腸がんの高リスク食品は高脂肪、高蛋白食です。低リスク食品は繊維を含む食品です。

食生活とがんとの因果関係はかなり強いものと考えられます。したがって、和食と洋食の長所、欠点を考慮して食生活を見直すこともがん予防のためには大切です。

発がん物資

食品中に含まれるニトロソアミン、おこげのトリプP‐1、かびのアフラトキシン、排気ガスの中のベンツピレン、タバコなどが私たちの生活環境の中で考えられる発がん物資です。ちなみに、食事のときによくかむと、唾液によりこれら発がん物質の毒性が減るという説もあります。

わが国の部位別悪性腫瘍死亡数の年次推移

わが国の部位別悪性腫瘍死亡数の年次推移は、表23のとおりです。平成26年（2014年）には日本では129万人が亡くなり、そのうち、がんによる死亡は男性21万8000人、女性14万9000人でした。肺がんは男女合わせて7万3000人、大腸がん4万8000人、胃がん4万7000人、すい臓がん3万1000人、肝臓がん2万9000人、乳がん1万3000人、子宮がん6400人でした。

腫瘍マーカー

「腫瘍マーカー」とは、がんにより増加する血液中の微量物質のことです。検査のとき血液をとるだけで分かります。

B型肝炎やC型肝炎の患者さんは、肝臓がんに移行することがあります。この2つの肝炎の患者さんは、肝臓がんの腫瘍マーカーであるAFP検査を定期的に受ける必要があります。この場合には保険がききます。

性・部位別にみた悪性腫瘍死亡数の推移　**表23**

男			女		
	1980年（昭和55年）	2014年（平成26年）		1980年（昭和55年）	2014年（平成26年）
総数	93501	218397	総数	68263	149706
肺	15438	52505	大腸	7015	22308
胃	30845	31483	肺	5856	20891
大腸	7724	26177	胃	19598	16420
肝	9741	19208	膵	3352	15305
膵	4483	16411	乳	4141	13240
その他	25270	72613	肝	4227	10335
			子宮	5465	6429
			その他	18609	44778

「国民衛生の動向」平成29年度版，65頁

最近は前立腺がんが増えていますが、その診断にはＰＳＡ検査が有効です。主な腫瘍マーカーは表24のとおりです。マーカー検査は保険がきかない場合があります。

10 小児科

川崎病（皮膚粘膜リンパ節症候群）

〔原因〕昭和42年（１９６７年）に川崎富作博士が発表した原因不明の病気です。発病年齢は４歳以下がほとんどです。

〔症状・診断〕①５日以上続く高熱、②四肢末端の変化＝硬性浮腫、紅斑、落屑、③全身の不定型の発疹、④両側眼球結膜の充血、⑤口腔内の変化＝粘膜の充血、いちご舌、口唇紅潮、⑥頸部リンパ節腫張。以上の６つの症状のうち５つ以上揃えば川崎病と診断します。後遺症として５～10％の確率で心臓の冠状動脈瘤（冠状動脈にできたこぶ）をつくります。ただし、初期に動脈瘤があっても退院までに消失すれば経過は良とします。冠動脈瘤血栓による心筋梗塞の

主な腫瘍マーカー 表24

腫瘍マーカー	検査名の読み方	主ながんの部位	保険点数
CEA	シーイーエー	大腸がん、肺がん 胃がんなど	105点
AFP	エーエフピー	肝臓がんなど	107点
CA19-9	シーエーナイン ティーンナイン	すい臓がんなど	130点
PSA	ピーエスエー	前立腺がん	130点

ため、発病してから8～60日くらいで死亡する例もあります。死亡率は0・3～0・5％です。

子供の腹痛

腹痛を訴えるときには便がどんな状態なのか聞きます。下痢ならば、その原因になるような食事をとったかどうか、集団発生がないかどうか、海外旅行に行っていないかどうかについても聞きます。冬の乳児で便が白ければ冬季下痢症を疑います（146頁）。冬にはノロウイルスによる吐き気と下痢と腹痛も多い病気です。血便の有無についても聞きます。

お腹が痛くて、便が出ないときには浣腸をすると、ガス（おなら）や便が出て、腹痛が治ることがよくあります。そのため、浣腸は常備薬です。腸重積については次項に書きます。

腹痛には手術を必要とする急性虫垂炎（盲腸）などもありますから要注意です。

子供の腹痛には、ストレスと関係したものもあります。その時にはストレスに対する治療が必要になります。

腸重積

生後4～9か月ころに起こりやすい病気です。この病気になると間歇的に腹痛を起こし、泣いたり、吐いたり、不機嫌になります。また、ふつうは血便を伴います。発病後24時間以内に治療をすれば手術しないですむことが多いです。

母乳が影響する病気

●乳児ビタミンK欠乏性頭蓋内出血

母乳は栄養学的にもスキンシップの点からも、ミルクよりすぐれていることはいうまでもありません。しかし、ミルク栄養の子より母乳の子に多くみられる病気として、ビタミンK欠乏性頭蓋内出血がありまず。母乳にはビタミンKがやや不足する傾向があり、そのためにこの病気になる確率がミルク栄養の子より高くなるのです。生後2週から3か月の間に発病することが多い病気ですが、その予防のため、最近は生後間もなくと生後1週、生後4週のときにビタミンK_2（ケーツー）シロップをのませます。発生率としてはかなり稀な病気ですが、脳出血の一種ですから発病したら大変です。

この病気を予防するためには、母乳で育てている子供の場合、生後2か月目からは2日に1回、少量でいいので果汁を与える必要があります。果汁にはビタミンKが含まれているのです。なお、この果汁投与は離乳食ではありません。

停留睾丸

〔原因・症状〕生後間もなくでは2～4％の子に停留睾丸がみられ、睾丸が陰のうの中におりてきません。移動性睾丸との区別が必要で、移動性睾丸の場合は睾丸は陰のう内におりてきます。

〔治療〕1歳くらいまでに大多数は自然におりてきますが、おりてこない場合には6歳までに手術をしたほうがよいでしょう。

ヘルニア

〔原因・症状〕ヘルニアとは、臓器の一部が体内の異なる位置に飛び出している病気です。腸の一部が足の付け根（そ径部）にはみ出しているそ径ヘルニア（脱腸）が一番多く、ほかに、臍ヘルニア（出べそ）などがあります。

〔治療〕臍ヘルニアは95％は2年以内に自然治癒します。しかし、そ径ヘルニアは自然治癒の可能性が少ないので手術が必要です。

自家中毒

〔原因・症状〕原因は分かっていませんが、神経質な小児にみられる病気です。かぜをひいたときや精神的なストレスと関連して発病することが多く、何回も嘔吐し、ぐったりしてきます。心身症の一種で繰り返す傾向があります。

〔診断〕吐き続けているときに尿を調べるとケトン体が陽性に出ます。

〔治療〕まったく物を食べることができなくなるので点滴が必要になり、

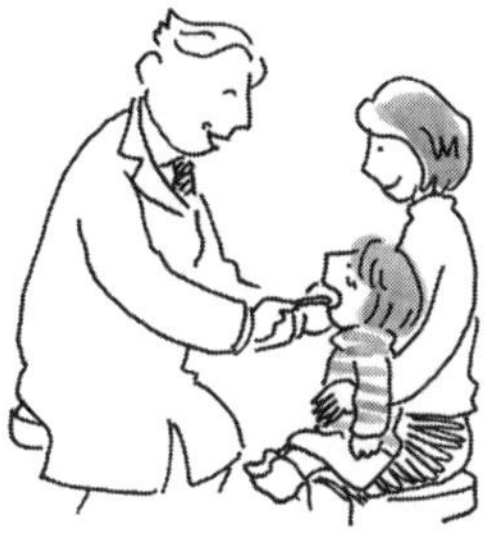

点滴をするとみちがえるほど症状がよくなります。

熱中症と水中毒

脳梗塞などの予防のための水分補給については116頁に書きました。

平成30年（2018年）の夏は異常な猛暑でした。7月中旬から猛暑日（最高気温が35℃以上）が続きました。1日、2日ならともかく、3週間、4週間も続いた所もありましたから危険です。特に西日本は大変でした。

日本高血圧学会は、同年7月31日に熱中症予防のための水分と塩分の摂取に関する見解を公表しています。学会のこのような見解発表はかなり異例のことです。

それによると、水分は十分に取ること、そして食塩について、日本人の場合は普通の食事で十分取れているので取りすぎないように、ということです。食塩は1日6g以下が望ましいとしています。ただし、高温の環境で働く人は、水分とともにスポーツドリンクなどを飲んで食塩も補給するように勧めています。

熱中症の予防としては、日なたを歩かないようにする、外出するときには帽子をかぶることが大切です。クーラーを適切に使うことも必要です。

熱中症の症状は、体のだるさ、めまい、食欲不振、頭痛、下痢、血圧低下、動悸などです。ひどくなると、発熱、意識障害、けいれんなどがあります。

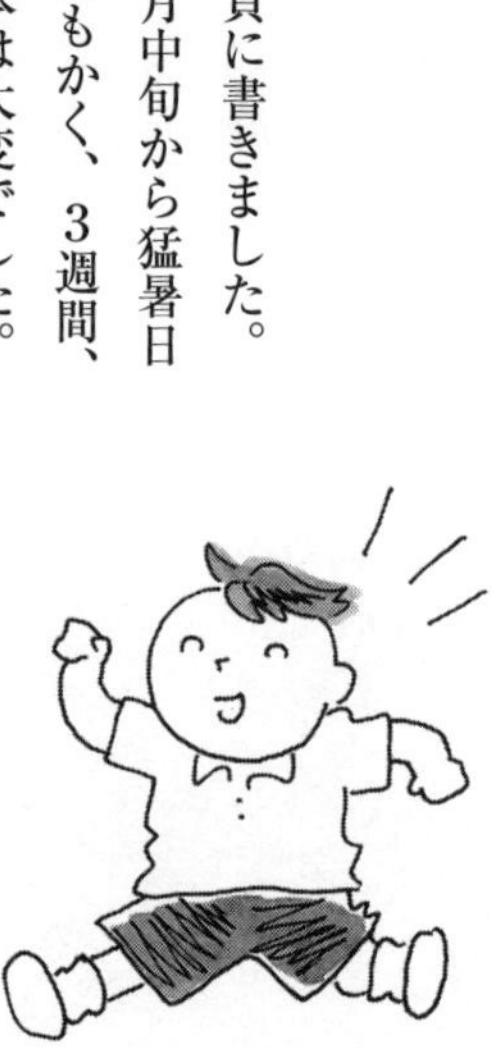

水分を取りすぎると『水中毒』という病気になることもあります。皮肉なことに、熱中症と水中毒は症状がよく似ています。

異常気象が続いて体調を崩し、熱中症や水中毒が心配になったら、尿と血液検査をすることをお勧めします。水中毒ではナトリウムとクロールが低下します。猛暑でないときでも、水分を取りすぎると水中毒になります。心臓に負担がかかるとBNP（218頁）が悪化します。

このような異常気象は、地球温暖化の影響なのでしょうか。

ライ症候群

1963年にライという学者が報告した子供の病気です。インフルエンザや水ぼうそうのときのアスピリン使用とこの病気との関係が疑われたため（はっきりしないという説もある）、昭和60年（1985年）から小児科では解熱剤としてアスピリンを使わなくなりました。急性脳症と肝障害が主な病変です。発熱、嘔吐、けいれんなどを起こし、経過不良になることがあります。名称は似ていますが、らい病（ハンセン病）とはまったく関係ありませんから間違えないでください。

いびきと扁桃肥大

いびきの原因の一つとして咽頭扁桃肥大（アデノイド）があります。咽頭扁桃は外からはみえない扁桃で、のどの奥の上方に位置しています（１０３頁）。ちなみに、口を開けたときにみえる扁桃は口蓋扁桃といいます。

子供の糖尿病

子供の糖尿病は４〜12歳の間に発病することが多く、初期症状は多飲、多食、多尿で体重も急に減少します。

大人の糖尿病は治療にインスリン注射を必要としないタイプが多いのですが、子供の場合はインスリン注射を必要とするタイプが多いのが特徴です。このタイプの糖尿病の原因は不明で予防も困難です。ただし、子供の糖尿病でもインスリン注射を必要としないものもあります。このタイプの糖尿病の子供は肥満のことが多く、肥満を避ければ糖尿病は予防できます。

5歳未満児の中毒事故の原因

幼児の中毒事故の原因として上位にランクされるものには次のようなものがあります。

①タバコ17・2％、②化粧品10・4％、③石鹸、洗剤８・７％、④防虫剤８・７％、⑤殺虫剤７・２％。

タバコ１本には幼児の致死量の２倍のニコチンが含まれていますが、吐いてしまうことが多いので生命にかかわることはきわめて稀です。ただし、４分の１以上食べたことがはっきりしたときは、吐かせなければいけません。嘔吐や意識障害、呼吸障害などの中毒症状は、タバコを誤飲してから30分くらいで現れてきます。

吐いたり下痢したときの水分補給について

急性胃腸炎になると吐いたり下痢したりします。特にノロウイルスによる下痢と嘔吐は多い病気です。吐いたり下痢の時には水分摂取が大切だというのが『常識』です。ただし、そこで注意しないといけないことがあります。胃腸炎がひどいときには水分補給を急ぎ過ぎると逆効果になることがあるということです。少し水を飲んでも吐いたり下痢がひどくなるような時には、絶食をして点滴が必要になります。点滴が無理なら静脈注射をします。症状がひどいときには薬も飲めません。吐いたり下痢したり、胃と腸に炎症があるわけですから、症状が落ち着くまで胃腸を休ませる必要があります。

点滴を必要とする程ではなくても吐いたり下痢がひどい時には、水分摂取はごく少量からの摂取とします。つまり、吐いたり下痢がひどい時には、水分摂取の量も様子をみながら増やしていくということになります。吐いたり下痢したら水分補給という常識にも、このような注釈が必要です。

かぜをひいたときの入浴

「かぜの症状があるときにお風呂に入ってよいのでしょうか」

——お母さん方からよく質問されます。結論からいえば、鼻水や咳が出たりするだけで、食欲もふつうで熱もなく元気であるときは入浴してもかまいません。必要以上に入浴することをこわがるお母さんがいますが、湯ざめなどに気をつければ大丈夫です。昔とちがって住居環境の改善で湯ざめすることも少なくなりました。湯ざめを防ぐためには、お風呂から出たらひと休みして、ゆっくり汗が引いてから寝かせるようにしてください。

熱があって元気がないときは入浴させないでください。

寝冷えを防ぐ

子供はすべてが活発ですから布団をはいで寝冷えして、それが原因でかぜを引くこともあります。夏に限らず布団をきちんとかけて寝るのは無理な話ですが、少しでも寝冷えを防ぐ知恵として次のような工夫があります。

かけ布団はタオルケットか薄目の布団にして枚数を調整し、暑そうだったら一枚減らしたり、明け方に寒かったら一枚増やすというふうにしてみたらどうでしょうか。あまり神経質になると親もゆっくり寝ることができませんが、できる範囲で実行してみてください。胸とお腹は冷やさないようにしたいものです。

発熱のときには少し薄着の方が体は楽です。

おねしょ（夜尿症）を治すコツ

おねしょが治らないと洗濯をするお母さんは大変です。ここで、おねしょの治し方を考えてみましょう。まず、おねしょをしても叱らないこと。叱られれば、子供はますます自信をなくしてしまいます。おねしょをする子の多くは冷え性で尿が近い体質の子が多いようですから、尿の回数を少なくするために夕方からの水分摂取を控えてください（115頁参照）。おねしょをする回数が減ってくると子供も明るくなり、自信もついてきてそのうちすっかり治ってしまいます。

11 感染症・寄生虫の病気

各種感染症の潜伏期（表25）

主要伝染病の年次別発生状況（表26）

海外旅行が盛んになってチフス、赤痢、コレラなどの感染

各種感染症の潜伏期　表25

はしか	9〜12日	カンピロバクター	2〜11日
おたふく	17〜21日	ブドウ球菌	4時間以内
風しん	12〜21日	腸チフス	7〜14日
水ぼうそう	14〜17日	サルモネラ	6〜48時間
突発性発疹	5〜15日	赤痢	2〜7日
リンゴ病	7〜16日	コレラ	1〜4日
手足口病	2〜7日	腸炎ビブリオ	10〜20時間
白色便性下痢症	1〜4日	大腸菌	12〜48時間
ヘルパンギーナ	2〜4日	溶連菌	2〜4日
咽頭結膜熱	4〜6日	RS ウイルス	2〜5日
オウム病	4〜14日	ノロウイルス	1〜2日
百日咳	5〜21日	インフルエンザ	1〜2日
マイコプラズマ	7〜21日		

症が帰国後に発病するケースが目立ちます。

結核はかなり減ってきていますが油断はできません。

季節と病気の関係（特に感染症について）

以前は、はしかやおたふくといえば春に流行する病気でしたが、現在ではそれらの病気も季節に関係なく流行します。その理由ははっきりしませんが、おそらくは冷暖房の影響で住居環境が変わり、ウイルスの生態にも変化が起きているものと考えられます。また、手足口病やヘルパンギーナは「夏かぜ」とよばれていますが、最近では夏以外にもみられるようになりました。このほか、乳児の冬の下痢症として白色便性下痢症があります。

わが国の主要伝染病の年次別発生状況　表26

病名＼年度	昭和35年	昭和57年	平成15年	平成26年
痘瘡	0	0	0	0
ポリオ	5,606	0	0	0
百日咳	3,890	2,832	1,535	2,066
ジフテリア	14,921	30	1	0
破傷風	820	36	70	126
日本脳炎	1,607	25	8	2
腸チフス	1,572	247	62	53
パラチフス	319	201	43	16
結核	489,715	66,740	32,828	19,615
赤痢	93,971	1,260	471	158
コレラ	0	15	25	5

「国民衛生の動向 2017」140頁を参考として作成した。

三日熱発疹と三日ばしか

昔から俗に「三日熱発疹」とか「三日ばしか」といわれる病気があります。三日熱発疹は突発性発疹、三日ばしかは風しんのことです。はしかの軽いのが風しんと思っている人もいますが、はしかと風しんはまったく別の病気です。

突発性発疹

2歳をすぎてからは少ない病気です。三日熱発疹ともいい、38℃以上の熱が48〜72時間続きます。そして、熱が下がってから胸と腹を中心に著明な発疹が出ます。下痢をすることもあります。ウイルス性の病気で潜伏期は5〜15日です。1度かかると2度かかることはありません。熱が下がった後のあせもなどがこの病気とまぎらわしいこともあります。

リンゴ病

医学的には「伝染性紅斑」といい、両頬がリンゴのように赤くなります。原因はパルボウイルスで、ほとんどの例で四肢にも発疹が出ます。2度かかることはありません。潜伏期は7日〜16日です。

手足口病

コクサッキーA16またはエンテロ71というウイルスによって起こる夏かぜの一種です。口内炎と手の平、足の裏を中心とした発疹が特徴です。2度以上かかることがあります。潜伏期は2～7日です。

小児の発熱時の、のどと鼻の検査について

この数年、小児の発熱時には、その原因を知るために、しばしば、のどや鼻汁の検査が行われます(表27)。インフルエンザの時の鼻汁検査はよく知られています。

のどの検査は溶連菌感染症、マイコプラズマ感染症、アデノウイルス感染症などの病気を疑った時に調べます。また、鼻汁の検査はインフルエンザ、RSウイルス感染症を疑った時に調べます。

ここに挙げた病気の詳しいことについては本書の該当頁を参照してください。

病名が分かれば親も安心です。使う薬も病名に沿って決められます。

感染症の原因を調べるための検査　表27

病名	検査反応時間	検体
インフルエンザ	10秒～5分	鼻腔ぬぐい液（検査の綿棒を鼻に入れて検体をとる）
RS感染症	3～8分	
溶連菌感染症	5分以内	咽頭ぬぐい液（検査の綿棒でのどの扁桃をこすって検体をとる）
マイコプラズマ感染症	5～15分	
アデノウイルス感染症	3～8分	

インフルエンザの出席停止について

学校や幼稚園におけるインフルエンザやその他の感染症の出席停止について、文部科学省から平成24年（2012年）4月に見直しが発表されました。

インフルエンザの出席停止については表28のとおりです。

これまでは「解熱した後、2日を経過するまで」でしたが「発症した後（発熱の翌日を1日目として）5日を経過し、かつ、解熱した後2日（幼児は3日）を経過するまで」となりました。「ただし、病状により医師が感染の恐れがないと認められる場合についてはこの限りではない」と付言されています。

その他の感染症の出席停止について 文部科学省「学校において予防すべき感染症（平成24年）」より

おたふく＝耳下腺等の腫れが発現した後5日を経過し、かつ全身状態がよくなるまで。

風しん＝発疹が消失するまで。

水ぼうそう＝すべての発疹がかさぶたになるまで。

咽頭結膜熱（プール熱）＝症状が消えた後、2日を経過するまで。

インフルエンザの出席停止（小学生、中学生） 表28

		発症後、最低５日間は登校不可						
	発症当日	１日目	２日目	３日目	４日目	５日目	６日目	７日目
例１	発熱	発熱	解熱	解熱後 １日目	解熱後 ２日目	登校 不可	登校可能	
例２	発熱	発熱	発熱	発熱	解熱	解熱後 １日目	解熱後 ２日目	登校 可能

溶連菌感染症＝適切な抗菌薬療法開始後24時間以降は登校（園）可。

マイコプラズマ感染症＝症状が改善したら登校（園）可。

感染性胃腸炎（ノロやロタなど）＝下痢や嘔吐が軽減した後、全身状態のよいものは登校（園）可。

伝染性紅斑（リンゴ病）＝発疹のみで全身状態良好なら登校（園）可。

手足口病＝発疹のみで全身状態良好ならば登校（園）可。

ヘルパンギーナ＝全身状態良好なら登校（園）可。

伝染性膿痂疹（とびひ）＝患部に直接触れないようにして、登校（園）可。

伝染性軟属腫（水いぼ）＝出席停止の必要はない。直接肌が触れることを避け、プールではタオル、浮き輪、ビート板などの共有を避ける。

白色便性下痢症

乳児嘔吐下痢症または冬期下痢症ともいいます。ロタウイルスによる下痢で、便が白くなるので仮性コレラともよばれますが、コレラとは関係ありません。0歳児の病気で晩秋から冬にみられる病気です。潜伏期は1～4日です。

この病気には予防接種があります（168頁）。

ヘルパンギーナ

主としてコクサッキーA群ウイルスによって起こる夏かぜです。熱が出て、のどに水泡、小潰瘍をつくります。潜伏期は2～4日です。

咽頭結膜熱（プール熱）

アデノウイルス3型や7型による感染症で、のどの痛み、発熱、結膜炎を起こします。結膜炎のため眼が赤くなるのが特徴です。プールでうつることがあるので、プール熱ともいわれます。潜伏期は4～6日です。

マイコプラズマ感染症（気管支炎および肺炎）

マイコプラズマは、ウイルスより大きく細菌より小さい微生物です。この微生物は気管支炎と肺炎を起こします。肺炎の場合は原発性非定型性肺炎とよぶこともあります。5～20歳の人がかかりやすい病気です。

この病気の主な症状は熱と咳です。熱は細菌性肺炎ほど高くありませんが、数日ないし10日間くらい続きます。細菌性肺炎より良性で入院しなくてもすむケースがほとんどです。体に発疹が出たり、ごく稀に髄膜炎を起こすこともあります。治療には抗生剤が有効です。

溶連菌感染症

溶連菌による扁桃炎で、3～12歳くらいの子供がかかりやすい病気です。症状としては、舌にいちごのようなぶつぶつができたり、体に細かい発疹が出るのが特徴です。発病してから1～3週間後に急性腎炎やリウマチ熱（119頁）などを起こすことがあるので注意を要します。治療はペニシリンを内服します。潜伏期は2～4日です。

RSウイルス感染症

RSウイルスによる呼吸器感染症です。一年を通して発生しますが冬季に多いです。潜伏期は2～5日です。

熱がでないこともあります。喉頭炎症状として仮性クループ（犬吠《けんばい》様せき）、細気管支炎として喘鳴《ぜんめい》（ゼイゼイ、ヒューヒューという呼吸音）を認めます。

ある大病院の小児科の冬季4か月間の127名の入院患者のうち、26名がこの病気でした（表29）。生後3か月未満の子が多いことが分かります。咳が長引いて、気管支炎や喘息性気管支炎と区別が必要になる場合があります。

この病気の診断法として鼻汁を取って3～8分ほどで分かる診断法があり

RSウイルス感染症（入院例の年齢分布と月別分布）　表29

年齢分布				月別分布	
3か月未満	12名	2歳	4名	11月	9名
4～6か月	2名	3歳	2名	12月	14名
7～12か月	3名	4歳	1名	1月	2名
1歳	2名	合計	26名	2月	1名

平均入院日数　5.1日

ます。

細かくておかしな話ですが、この検査は、外来では1歳以上では保険はききません。

不顕性《ふけんせい》感染

おたふくや風しんでは、感染しても症状が出ずに免疫だけできることがあります。これを不顕性感染といいます。おたふくでは30～40％、風しんでは25～30％の比率でみられます。

ブースター

昔は、はしか、おたふく、風しん、水ぼうそうの4つの病気は毎年のように流行しました。そして、周りの人たちは免疫を強めて育っていきました。この免疫強化をブースターといいます。近年、この4つの病気は減ったのでブースター効果も減っています。これは、大人も子供も同じです。このことも、この4つの病気の流行の有り様に影響しています。

感染症サーベイランス

サーベイランス＝surveillance（監視）。感染症サーベイランスとは感染症発生動向調査のことです。

この調査は厚生労働省としては平成11年（1999年）から全国調査を開始。埼玉県浦和医師会の感染症サーベイランスは昭和53年（1978年）から実施されており、地域医療に貢献してきました。

この調査報告は毎週行われ、速報されて地域医療に貢献しています。

調査対象となる病気は、はしか、水ぼうそう、おたふく、風しん、百日咳、溶連菌感染症、伝染性紅斑、手足口病、突発性発疹、マイコプラズマ、RS感染症、川崎病、白色便性下痢症、アデノウイルス感染症、ヘルパンギーナ、インフルエンザです。

大人と子供の、はしか、風しん、おたふく、水ぼうそうについて

はしか、風しん、おたふく、水ぼうそうというと子供の病気ではないかと考える方が多いと思います。しかし、最近ではいろいろな要因から、これらの4つの病気は子供だけの病気ではなくなってきています。ここでは、それは、どういうことなのかについて説明します。

平成28年（2016年）8月、関西空港の職員の間に、はしかが流行して心配されました。はしかは30年4月にも沖縄県で流行しました。また、平成24年秋から翌年の夏にかけて、全国的に風しんが流行しました。いずれの時も病人は大人が中心でした。

この項で使われる言葉には次のようなものがあります。はしか＝麻疹＝measles（M）。おたふく＝ムンプス＝mumps（M）。風しん＝rubella（R）。

4つの病気についての予防接種の歴史

これらの4つの病気についての予防接種の歴史を振り返ってみます。

昭和53年より、はしかワクチンが定期予防接種となりました（一回法）。

そのおかげで昭和57年から、はしかにかかる子供が急減しました。

昭和63年から新三種混合ワクチンとしてMMRワクチンが接種されるようになりました。MMRとは、はしか、おたふく、風しんの混合ワクチンのことです。

ところが、MMRワクチンの中のおたふくワクチンに不具合がみつかり平成5年には中止となりました。その後は、はしか、おたふく、風しんについては各々単独ワクチンが接種される形に戻りました。

接種率が低下したため、平成15年には8285人のはしか患者が発生しました。

平成18年（2006年）からMRワクチン（はしかと風しんの混合ワクチン）が定期予防接種として2回接種されることになりました（1歳と幼稚園の年長さん）。臨時措置として平成20年から5年間、中学1年生と高校3年生に2回目の接種が行われました。

今後、この4つの病気の流行はどうなるのか

はしか、おたふく、風しん、水ぼうそうについて、一生かからないようにするために、予防接種が行われています。

しかし、今でも昔より減りましたが、おたふくや水ぼうそうは子供を中心に全国で流行が認められます。川口市医師会では毎週、地域の感染症サーベイランスを速報で知ることができます（149頁）。サーベイランスというのは流行状況の報告です。

長期的にみれば、この4つの病気は日本から消えていくものと思われます。課題はそこに至るまでの間、大人も子供もどのように対応すればよいのかということです。

最近の大人のはしかの流行について

過去において、はしかは子供たちにとって命にかかわる怖い病気でした。感染力が強く高熱が続き、肺炎や脳炎の合併も多い病気です。

平成30年（2018年）3月～5月にかけて、沖縄県で流行った例をみても、患者さんの年齢分布に驚かされます。県の発表によると、0歳から50歳代まで万遍なく広がっています。全部で99名の発症で、50歳以上の患者さんも4名いました。

最近の大人の風しんの流行について

平成24年、大人の風しんが流行し、多くの妊婦さんたちに心配をかけました。

妊娠の初期に妊婦さんが風しんにかかると、かなりの頻度でCRSの赤ちゃんが生まれるからです。C

RSとは、congenital rubella syndrome（先天性風しん症候群）の略で、CRSの病気としては先天性心疾患、難聴、白内障などが知られています。

我が国の予防接種行政の混乱で抗体の低い大人が多いため、風しんが流行してしまうのです。予防接種の歴史（１６７頁の表34）からみても、女性より男性の方が接種歴がより不十分であるため、大人の風しん患者は男性の方が多くみられます。

先進国の中で大人の風しんが流行するのは日本だけです。外国ではMMRワクチンの接種に努め、風しんの流行を予防しています。風しん流行対策として、厚生労働省は平成26年4月から、16歳から49歳の女性とそのパートナーの男性（年齢不問）を対象に、無料抗体検査を実施しています。

しかし、この抗体検査の実施率はなかなか上がりません。時間を割いて採血に出かけるのが面倒という理由のため、実施率が上がらないようです。

ここで一つの提案です。会社の健康診断時に、風しん抗体検査をしていただきたいものです。それくらいのことをしないと風しんの根絶は不可能です。これは、それほど強引な方法ではなく、ごく一部の熱心な会社では既に行われています。日本産業衛生学会（会社の健診などを担当する医師たちの学会）の健闘を期待しています。

この検査は毎年調べるのではなく一回だけ実施しておしまいです。一回７００円でできます。風しんが流行った時の妊婦さんたちの心配とか、ＣＲＳ児の予防を考えると費用対効果は抜群といえます。日本の厚生行政上の一つの課題です。

4つの病気にかからないためには、どうすればよいのか

はしか、風しん、水ぼうそうについては定期予防接種になっているので、規定どおりに接種を受けていきます。外国ではMMRワクチンを1歳と幼稚園の年長さんの時に接種をしています。日本ではおたふく単独ワクチンも、その時期に接種することが望ましいです。遅れてしまった人は、4つのワクチンとも大人になってから受けてもよいです。

この4つの病気のワクチンについては、各々2回接種を受ければ安心ということになっています。

4つの病気について、自分のワクチン接種歴を知るには母子（健康）手帳を見ることになります。しかし、実際には、30歳から40歳くらいの男女について、自分の母子手帳を持っている人は少ないのが現実です（本当は持っているのが当たり前なのですが）。母子手帳を持っていないため、自分の正確な既往歴や予防接種歴を知らない人が多い。そして、4つの病気について、これらは子供の病気だから自分は関係ないと油断している人が多いのです。

しかし、これからはそういうことではなく、自分の母子手帳を手元に置いて、予防接種歴を把握しなくてはいけない時代に変わってきています。

昔と違って、この4つの病気を診ることは私たち医師も少なくなってきています。これまでに述べたよ

うに、はしかと風しんはかかったら社会問題になってしまうほど少なくなりました。おたふくと水ぼうそうは未だ少しずつ日常診療で診ることがあります。

大まかにいえば、55歳以上の人［昭和37年（1962年）より前に生まれた人たち］は実際にかかったか、不顕性感染（149頁）で免疫を持っていると考えてよいでしょう。55歳を区切りにしたのは、平成30年（2018年）の沖縄県のはしかの流行のときの患者さんの年齢分布を参考にして判断しました（152頁）。

それより若い人たちの免疫力の有無が問題になります。

大人でも予防接種した方がよい接種基準

抗体が十分あるかどうかは表30をみて判断します。

この表は国立病院機構三重病院の庵原《いはら》俊昭名誉院長の文献から引用しました。

抗体検査をして、その結果をみて予防接種するかどうかを判断します。

表では、接種基準として、「未満」とか「以下」とかこまかく分類されています。

表30の中で、例えばはしかについて、一般の人には検査結果が4未満ならワクチン接種をするということです。表中のⒶとⒷでは、「8未満で接種する」と

検査結果とはしか、おたふく、風しん、水ぼうそうのワクチン接種基準　表30

	抗体検査法	一般の人	医療関係者
はしか	EIA-IgG 法	4 未満　Ⓐ	16 未満　Ⓑ
おたふく	EIA-IgG 法	4 未満	4 未満
風しん	HI 法	8 倍以下	16 倍以下
水ぼうそう	EIA-IgG 法	4 未満	4 未満

庵原俊昭. 小児科臨床, 68 巻 5 号, 2015. より引用

いう研究者もいます。

医療の特性から、本件のような課題については判断基準が曖昧になってしまうのは、やむを得ないところです。

表の中に「医療関係者」という欄があります。医療関係者は、はしかや風しんの患者さんと接触する機会が多いので、しっかり免疫をつけておこうということで、一般の人よりも厳しい基準になっています。

表30の「抗体検査法」の欄で、はしか、おたふく、水ぼうそうについては、EIA-IgG（イーアイエー・アイジージー）法で検査します。風しんについては、HI（エイチアイ）法で検査します。

ペット病

最近は犬、猫、鳥をはじめ、動物を飼う人が多くなりました。動物を愛するのはけっこうですが、次のような病気もありますから十分に注意してください。ペットが病気をしたり死亡したとき、その病気が人にうつることがあるので、特に注意しなければいけません。

●オウム病

〔原因〕クラミジアに感染しているオウム、インコ、カナリア、ハト、ニワトリ、アヒルなどから空気中に飛び散るクラミジア菌によって感染します。

〔症状〕悪寒、発熱、頭痛、咳など、かぜに似た症状を示し、気管支炎や肺炎、髄膜炎を起こします。病気を防ぐ意味でエサの口うつしはできるだけ避けてください。

〔治療〕抗生物質テトラサイクリンが有効です。

●トキソプラズマ症

〔原因〕猫、牛、豚などが感染源となってトキソプラズマ（原虫）が人にうつります。ただし、人から人への感染はありません。

〔症状〕リンパ節炎、脳炎、気管支炎、筋炎、脈絡網膜炎などを起こしますが、無症状のこともあります。妊婦が感染すると胎児感染、流産、死産の原因になります。

●犬回虫症

〔原因〕生後2か月以内の子犬は100%回虫をもっています。生後4か月になるとずっと減少し、生後1年の犬では10～20%くらいになります。この回虫が人にうつることが稀にあります。犬の体

人間にうつる主なペットの病気　表31

病　名	人間の症状	ペット
犬回虫症	肝肥大、発熱、失明	犬
犬糸状虫（フィラリア）	皮膚、肺に好酸球性の肉芽腫	犬
イヌニキビダニ症	皮膚炎	犬
エキノコックス症	肝臓内に包虫症	犬、猫
ミクロスポールム（カビ）	タムシ、シラクモ	犬、猫
パスツレラ（細菌）	かみつかれると炎症	犬、猫、鳥類
トキソプラズマ症	胎盤感染により脳、目などに障害、流・死産	猫
ネコショウセンコウヒゼンダニ症	かいせん	猫
オウム病	肺炎	オウム、ハトなどの鳥類
サルモネラ病	小児下痢	ミドリガメ

表や毛に付着している虫卵が手や指について経口感染するもので、小さい子供が子犬をかわいがるのは要注意です。

〔症状〕犬の回虫がうつると、喘息発作や発熱、肝臓肥大を引き起こします。

●犬フィラリア

フィラリアは犬の心臓に寄生しますが、ごく稀に人に感染し、肺がんと似たレントゲン所見を呈することがあります。感染した場合は摘出するしか方法はありません。

魚や獣肉の生食と寄生虫

グルメブームで珍しい食べ物がもてはやされる風潮がありますが、次のような寄生虫もありますから注意が必要です。特に川魚を生で食べたり、イノシシや熊、タヌキといった獣肉を生食するのは最も危険といえます。冷凍や酢に強い寄生虫もたくさんいますから、必ず煮るか焼くなど火を通してから食するよう心がけてください。

●魚や獣肉に宿る寄生虫

シラウオとアユとウグイ（横川吸虫）、川ガニ（肺吸虫）、鶏肉（マンソン孤虫、顎口虫）、馬肉（旋毛虫、これは稀です）、イノシシ（肺吸虫、旋毛虫）、熊（旋毛虫）、豚（トキソプラズマ、有鉤条虫、旋毛虫）、牛（無鉤条虫）、ヘビ（顎口虫、マンソン孤虫）、ドジョウ（顎口虫）、カエル（マンソン孤虫）、マス（広節裂頭条虫）。

横川吸虫は空腸に寄生します。また、マンソン孤虫はマンソン裂頭条虫の幼虫で、皮下腫瘤（皮膚の腫れ）をつくります。顎口虫も皮下腫瘤をつくり、稀には目に入って失明したり、肺に侵入して呼吸困難を起こすこともあります。旋毛虫は小腸や筋肉に寄生し筋肉痛を起こします。

このほか知られているものに消化管アニサキスがあります。この寄生虫の幼虫は大きさが1～2㎝です。人の胃や小腸に寄生し、胃壁や腸壁に穿入して腹痛を起こします。幼虫は冷凍には弱いものの酢では死にません。したがって、しめサバやサバずしを食べるときはよく注意してください。サバが原因になることが約8割ですが、イカの生食なども要注意です。

主な人畜共通感染症　　**表32**

動　物	病原菌（症）	症　状	予防方法
水棲のカメ類	サルモネラ菌（症）	食中毒と同じ症状に	石けんで手を洗う
オウムなどの小鳥	クラミジア菌のオウム病	かぜや肺炎に	エサの口移しはやめる
犬・猫	パスツレラ菌（症）	化膿して熱を出す	かまれたら傷口をよく洗う
サ　ル	赤痢菌	赤痢になることも	獣医さんで定期的検査を
ハ　ト	クリプトコッカス菌（症）	脳がおかされることも	ふんの始末を清潔に

（注）ハトはオウム病も

予防接種に関する一般的な知識

①生ワクチン（MR、おたふく、水ぼうそう、BCG、ロタ）を接種した後、4週間以内に他の予防接種をしないこと。

MRワクチンというのは、はしかと風しんの新二種混合ワクチンのことです（151頁）。

②四種混合、日本脳炎、インフルエンザ等のワクチンをした後、1週間は他の予防接種をしないこと。

③はしか、おたふく、風しん、水ぼうそう等にかかってから4週間以内には他の予防接種をしないこと。

④はしか、おたふく、風しん、水ぼうそうの潜伏期中にそれらのワクチンをしても副作用はありません。はしかと水ぼうそうは潜伏期の初期（3日以内）にワクチンを接種すると病気を抑えて発病しないこともあります。

⑤はしか、おたふく、風しんには母子免疫があるので、生後6か月くらいまではかかりにくいのですが、百日咳の場合は母子免疫がないので、生後間もなくでも感染する可能性があります。

⑥MR、おたふく、水ぼうそうワクチンの接種は、1歳以上なら年齢制限はありません。大人でも受けることができます。

⑦はしかの免疫をもっている人に、MRワクチンを注射しても問題ありません。重ねて注射しても、副反応（副作用）を強めることはなく、抗体価を上昇させる作用があります。おたふく、風しん、水ぼうそうでも同様です。

子供の予防接種

子供の予防接種については、最近大きく変化しています。予防接種の種類が驚くほど増えたのです。まず、定期予防接種として無料で受けられるものには次の10種類があります。ヒブ、小児肺炎球菌、B型肝炎、四種混合、BCG、MRワクチン、水ぼうそう、日本脳炎、二種混合、子宮頸がんワクチンの10種類です。

いかに多くのワクチンが接種されているのか、簡単に説明します。

何歳の時に、どのワクチンを接種すればよいのか

最近は子供の予防接種の種類がかなり増えました。予防接種は生後2か月になったら始めましょう、というのが一般的です。最近はこのことを「ワクチンデビュー」ともいいます。

次頁の表33にあるように生後2か月で受ける定期予防接種は、ヒブ、肺炎球菌、B型肝炎の3種類です。ロタワクチン（168頁、定期接種ではなく任意接種）は生後6週間から始められます。

子供の定期予防接種

表33

予防接種名	対象疾病	回数	ワクチンの種類	受けるのに適した年齢（標準年齢）及び接種方法		受けることが可能な年齢（対象年齢）
ヒブ	髄膜炎	4回	不活化	初回	生後2か月〜7か月に至るまでに開始した場合：4〜8週の間隔をおいて3回	生後2か月〜5歳未満
				追加	初回接種終了後、7か月〜13か月の間隔をおいて1回	
小児の肺炎球菌	肺炎 髄膜炎 中耳炎	4回	不活化	初回	生後2か月〜7か月に至るまでに開始した場合：4週以上の間隔をおいて3回	生後2か月〜5歳未満
				追加	初回接種終了後、60日以上の間隔をおいて生後12か月以降に1回（生後12か月〜15か月）	
B型肝炎	B型肝炎	3回	不活化	1、2回目	生後2か月から4週の間隔をおいて2回	1歳未満
				3回目	7〜8か月（1回目から20週以上の間隔をおいて）1回	
四種混合（DPT-IPV）	ジフテリア（D） 百日咳（P） 破傷風（T） ポリオ	4回	不活化	第1期初回	生後3か月〜12か月の間に3〜8週の間隔をおいて3回	生後3か月〜7歳6か月未満
				第1期追加	初回接種終了後、12か月〜18か月の間隔をおいて1回	
BCG	結核	1回	生	生後5か月〜8か月までに1回		1歳未満
麻しん風しん混合（MR）	麻しん（はしか、M） 風しん（三日ばしか、R）	2回	生	第1期	1歳〜2歳未満の間に1回	
				第2期	幼稚園の年長さん	
水痘	水痘（水ぼうそう）	2回	生	1回目	1歳〜1歳3か月未満の間に1回	1歳〜3歳未満
				2回目	1回目接種から6〜12か月の間隔をおいて1回	
日本脳炎	日本脳炎	4回	不活化	第1期初回	3歳の間に1〜4週の間隔をおいて2回	生後6か月〜7歳6か月未満
				第1期追加	4歳の間で、初回接種終了後おおむね1年後に1回	
				第2期	9歳の間に1回	9歳〜13歳未満
二種混合	ジフテリア 破傷風	1回	不活化	第2期	11歳の間に1回	11歳〜13歳未満
ヒトパピローマウイルス感染症	子宮頸がん	3回	不活化	中学1年生（女子）の間に3回		小学6年生〜高校1年生相当の（女子）

どのようなスケジュールで予防接種すればよいのか、初めは新米お母さんたちは分からないと思います。近所の小児科で相談すれば分かりやすく教えてもらえます。

生後2か月から8か月までの7か月の間に、定期予防接種はヒブ、肺炎球菌、B型肝炎、四種混合を3回ずつで合計12回、BCGが1回。それと任意接種のロタが2回で合計15回も接種します。BCGとロタは生ワクチンなので、接種後4週間は他の予防接種はできません。

接種本数が多いのですが、1日に3〜4本を接種することもできます。私は1日に2本接種を基本としています。接種本数は増えましたが、まずお母さんと小児科医とでスケジュールを作ることからスタートするのです。

1歳になったら、MR、水ぼうそう、おたふくワクチンを接種します。ヒブ、肺炎ワクチン、四種混合などの追加接種もあります。3歳になると日本脳炎ワクチンがあります。

幼稚園の年長さんになると、MR、おたふくなどの追加があります。母子手帳の予防接種のページに予定を書き込んでおいたり、本書の表33などを参考にすると、接種のし忘れを防ぐことができます。

ヒブワクチン

ヒブとはヘモフィルス・インフルエンザ菌b型の略です。このワクチンはヒブ菌による細菌性髄膜炎(脳膜炎)予防のワクチンです。この病気は数は多くはありませんが、かかると重症なので生後2か月から接種します。０歳児がかかりやすい病気です。

このインフルエンザ菌は、一般に有名なインフルエンザウイルスとはまったく異なります。

このワクチンは生後２か月から４～８週間隔で３回接種します。それが終わってから7～13か月後に、もう1回接種します。

このワクチンは、平成25年（２０１３年）から定期予防接種になりました。

小児の肺炎球菌ワクチン

肺炎球菌によって次のような病気になる可能性があります。髄膜炎（脳膜炎）、肺炎、中耳炎などです。０歳児がかかりやすいので生後２か月から接種を始めます。生後２か月で１回目接種した後、４週間隔であと２回接種し、１歳過ぎに４回目を受けます。

このワクチンも平成25年から無料で受けられるようになりました。

B型肝炎ワクチン

生後２か月で１回目の接種をし、４週間後に２回目の接種をします。１回目の接種から１３９日以上おいて３回目の接種をします。

このワクチンは平成28年10月から定期予防接種になりました。Ｂ型肝炎を予防するワクチンです。

3回目の接種は、1回目の接種から20週後ということなのですが、それでも計算を間違えてしまうお母さんがいます。そういう間違いをなくすため、私は3回目の接種は「1回目から5か月後以降」とすることを提案します。そうすれば計算が楽になり、過誤接種を避けられます。そういうふうに分かりやすくすることが厚生労働省のお母さんたちへの思いやりということです。

四種混合ワクチン

このワクチンは生後3か月から始めます。これまでの三種混合ワクチンにポリオワクチンが加わり四種になりました。平成24年11月から定期予防接種になりました。

昔の三種混合ワクチンとはＤＰＴのことです。Ｄはジフテリー、Ｐは百日咳、Ｔは破傷風です。

生後3か月から始め、3〜8週間隔で3回接種し、それから1年後にもう1回接種します。

百日咳は今でも0歳児にみられるので、生後3か月から始めるのです。

BCG

結核予防のワクチンです。生ワクチンなので、この予防接種をした後は4週間、ほかの予防接種はできません。

生後5か月から接種できます。このワクチンは左上腕にハンコ注射をします。

ＭＲワクチン

一番大切なワクチンです。１歳と幼稚園の年長さんのときに接種します。はしかワクチンは、昭和53年（１９７８年）に定期予防接種になりました。当時は2回ではなく1回法でした。はしかは高熱が続き、肺炎や脳炎で死亡することもある怖い病気です。

日本では平成元年（１９８９年）からＭＭＲワクチンの接種が始まりましたが、おたふくワクチンによる副反応がみられたため、平成5年には中止になりました（次項）。その後、はしか、おたふく、風しんについては、各々単独ワクチンが接種されていました。

平成15年（２００３年）には、接種率の低下のため、はしか患者が８２８５人と増えてしまいました。

平成18年からＭＲワクチンが定期接種になりました。

平成28年と30年の大人のはしかの流行については、１５０頁と１５２頁に書きました。平成24年の風しんの流行についてはｌ５２頁に書きました。

外国ではＭＭＲワクチンの徹底接種で、はしかや風しん、おたふくもほとんど根絶しています。日本も予防接種行政の遅れを取り戻す必要があります。

おたふくワクチンについて

このワクチンは昭和56年から一般化しました。昭和63年（１９８８年）にＭＭＲワクチンとして定期予防接種に入りましたが、はしかワクチンの所でも書いたように平成5年（1993年）に中止されました。

現在は改善されたワクチンが任意接種として行われています。

風しんワクチンについて

風しんワクチンは昭和52年から中学3年生の女子に接種されるようになりました。

MMRワクチンとMRワクチンについては、166頁に書いたとおりです。

そのほかについては表34のとおりです。

水ぼうそうワクチンについて

このワクチンは大阪大学医学部の高橋理明教授によって、世界で最初に開発され昭和62年（1987年）から市販されています。

日本では平成26年（2014年）10月から定期予防接種に入りました。


風しんワクチンの定期接種の変遷 **表34**

誕生日			方式
〜昭和37年4月1日		なし	
昭和37年4月2日 〜昭和54年4月1日	※	男子はなし 女子は中学生時に1回	集団接種
昭和54年4月2日 〜昭和62年10月1日	※	中学生時に1回	医療機関で接種
昭和62年10月2日 〜平成2年4月1日	※	幼児期に1回	
平成2年4月2日 〜平成17年4月1日		幼児期に1回 ＋追加接種	
平成17年4月2日〜		1歳時＋小学入学前	

※は、国の予防指針案で免疫がない可能性が高いとされた世代

日本脳炎

日本脳炎は、コガタアカイエカとブタを介在して感染します。

わが国のブタの抗体価を調べると日本脳炎陽性例が多く、ワクチン接種の必要性のあることを示しています。

最近でも世界的には年間6万人の患者報告があります。アジアの症例がほとんどです。

ロタワクチン

白色便性下痢症（乳児嘔吐下痢症、冬期下痢症、146頁）を予防するワクチンです。現在は定期予防接種ではなく任意接種なので、費用は自費になります。生後6週から接種できます。4週以上後に2回目を接種します。この予防接種は注射ではなくシロップを飲みます。生ワクチンなので、このワクチンを飲むと4週間はほかの予防接種はできません。早産のお子さんでも接種できます。

このワクチンの課題として、腸重積（133頁）を起こしやすいという注意書きがありましたが、改良された最近のワクチンでは、そんなことはないとされています。

生後6週の赤ちゃんでも吸啜《きゅうてつ》反射により、このワクチンを飲むことができるのです。吸啜反射というのは赤ちゃんの原始反射の一つであり、上手にワクチンを飲んでくれます。味もよくできています。

インフルエンザの診断と治療

インフルエンザの特徴は感染力の強さと高熱です。潜伏期は1～2日です。肺炎や脳炎の合併も怖いです。

インフルエンザの診断について、平成14年（2002年）から鼻汁粘液を綿棒で取って検査すると診断がつくようになりました。少しくすぐったいですが、子供も我慢して検査を受けています。あまり熱の高くないB型インフルエンザもあるんだということも、この検査ができるようになってはっきり分かるようになりました。

この検査法も進歩し、平成29年からはウイルスの量が多いと10秒で判定できるようになりました。五分後に最終判定します（144頁）。

この検査は発病してから何時間くらいで実施すればよいのかという問題があります。典型的な高熱が出て5～6時間後に検査すると、この検査が陽性に出ることもあります。一般的には発熱してから12時間くらいしてから検査します。1回目の検査が陰性でも、なおインフルエンザが疑われる場合には翌日、2回目の検査をします。

平成14年（2002年）からインフルエンザの治療薬としてタミフルが広く使われるようになりました。平成30年（2018年）3月、ゾフルーザという錠剤の飲み薬が保険適用になりました。1回内服して終わりです。未だ一般の診療現場で使用された実績がありませんが、今後注目される薬です。

検査のときの注意

検査の種類によっては空腹時に調べないといけない検査があります。たとえば、血糖や中性脂肪などは食事によって変化しますから、12時間以上絶食してから検査します。ただし、検査前日の夕食はふつうに食べて結構ですし、また当日の朝食は抜かなければいけませんが、のどが渇いたら水とお湯だけは飲んでかまいません。お茶は念のため飲まないほうがよいでしょう。なかには、牛乳を飲んでくる人がいますが、牛乳を飲んでしまうと空腹時の検査とはいえなくなるので注意してください。このほか、毎日薬を飲んでいる人も、医師からの特別な指示がないかぎり検査をする前には薬を飲まないでおいてください。

血液検査は空腹時でなければいけないということではありません。多くの検査は食後の採血でも正確な数値が測れます。医師の指示に従って検査を受けてください。

特定健診の基準値についての疑問

特定健診は平成20年4月から始まり、メタボ健診としてお馴染みとなり一定の役割を果たしてきました。本稿では特定健診における血液検査の基準値について、多くの受診者の持つ戸惑いについて考えます。

特定健診における検査の基準値は表35のとおりです。この表の中の数値には多くの疑問があります。

表35は健診を受けた後に受診者が受け取る受診結果表です。

HbA1c（ヘモグロビンエーワンシー）の基準値は5・5％以下と明示されています。175頁の表にあるように、日常診療におけるHbA1cの基準値は4・6〜6・2％です。

特定健診の結果で5・6％だと基準値を超えているといわれます。受診者は、私は糖尿病なのかとガックリする人がいます。基準値を超えているのだから、アレッと思うのは当然です。

基準値が特定健診では5・5％以下、日常診療では6・2％

特定健診の受診結果表（厚生労働省）　表35

項目		基準値
メタボリックシンドローム判定		
保健指導レベル		
身体測定	身長（cm）	
	体重（kg）	
	腹囲（cm）	男性 85 未満、女性 90 未満
	BMI	18.5 ～ 24.9
血圧	収縮期血圧（mmHg）	129 以下
	拡張期血圧（mmHg）	84 以下
尿	尿糖	(−)
	尿蛋白	(−)
	尿潜血	(−)
脂質	中性脂肪（TG）	30 ～ 149
	HDL コレステロール	40 ～ 119
	LDL コレステロール	60 ～ 119
肝機能	GOT	0 ～ 30
	GPT	0 ～ 30
	γ -GT	0 ～ 50
血糖	空腹時血糖（mg/dL）	99 以下
	HbA1c	5.5 以下
腎機能	血清クレアチニン	男性 1.00 以下、女性 0.70 以下
	eGFR	60.0 以上
尿酸	血清尿酸	2.1 ～ 7.0

以下というのはダブルスタンダード（二重基準）です。

基準値が2つあるのは混乱を招きます。私たちプロでもおかしいと思うのですから、素人である受診者が悩むのは当然です。

検査の基準値は1つだと考えるのが多くの受診者の気持ちでしょう。ダブルスタンダードはよくないと思います。私はHbA1cの基準値は4・6〜6・2％と考えています（175頁）。

特定健診という信頼すべき健診で、このようなかけ離れた数値を示すダブルスタンダードになっていることは受診者には予想外のことと思います。厚生労働省の立場を忖度すれば、基準値を厳しく設定して、重い糖尿病にならないようにしたいと考えているのでしょうか。

私はこのことに強く反対します。HbA1cが5・6〜6・1％の人は受診者の3〜4割いると思います。そんなに多くの人が基準値を超えるような基準値の設定は受診者の心に影響を与えます。受診者に無用な不安を与えてはいけないと考えます。

一方、HbA1cが5・0％の人が健診のたびに5・5％とか6・0％に増えていく場合には、糖尿病になっていくのかも知れません。年に1回、健診を続けて、数字の変化をみていく必要があります。

高血圧やコレステロールの基準値についても日本高血圧学会（40頁と178頁）、日本動脈硬化学会（74頁と178頁）の基準値とずいぶん違います。私は各学会の示す基準値に即して診療しています。

血糖値とHbA1cの基準値についての糖尿病学会の考え方

HbA1cについての日本糖尿病学会の考え方は表36のとおりです。

「正常型」は、空腹時血糖値110未満としています。HbA1cについては言及していません。糖尿病について、日本糖尿病学会と厚生労働省の考え方に違いがあることが分かります。こんな基本的な検査の基準値の違いは、国民にとって大変迷惑な話です。

特定健診の基準値はどのようにして決められているのか

特定健診におけるHbA1c等の基準値に異議ありと書きました。そんなことを言われても受診者としては困ってしまうでしょう。厚生労働省や医師会は国民に分かるようにしてくれというのが本音でしょう。

基準値は厚生労働省が日本人間ドック学会の協力を得て決めているようです。私は高血圧、糖尿病、脂質代謝については、各学会の研究に基づいて基準値を決めるべきであると考えます（178頁の表37）。

私は、この3年ほど「特定健診の血液検査の基準値を分かりやすくしてほしい」と、医師会のなかで意見を述べてきましたが実現には程遠い状況です。そのことも本書上梓の目的の一つになりました。

近年、すべての分野において情報の量は著増です。しかし、情報の質は低下していると考えます。情報

糖尿病の判定基準　表36

糖尿病型	空腹時血糖126以上または随時血糖値200以上またはHbA1c 6.5%以上
境界型	糖尿病型にも正常型にも属さないもの
正常型	空腹時血糖値110未満および随時血糖値140未満

日本糖尿病学会・糖尿病治療ガイド2014-2015より

を持てあましているといえます。

特定健診について厚生労働省もこまかい改善情報は流しています。しかし、基準値の見直しのような、基本的な議論はしていません。

10年前までは医療の世界でも自浄作用が働いていました。医学雑誌などで活発な議論が行われていました。しかし、この10年は、そのような議論は影を潜めてしまいました。特定健診についても厚生労働省はこまかい情報を連発していますが、こまかい新情報を伝えるのが精一杯で、基本的な内容を議論する余裕をなくしていると思います。

私は溢れる情報に溺れることなく、基本的な内容については、受診者の皆さんの幸せにつながるようなものに改善していっていただきたいと強く願っています。

検査結果一覧表

特定健診は平成20年（２００８年）４月から始まりました。メタボ健診としてよく知られるようになりました。しかし、重大な課題があることについては前項に書きました。

特定健診に限らず、すべての健診の結果をどのように解釈し、経時的にどのようにみていけばよいのか、当院では次頁にお示しするような表を用意して、受診者に伝えています。

表の原版は、本来はＢ４版の大きさです。拡大コピーしてお使いください。

検査結果一覧表　氏名

検査名と略語		基準値	該当頁	検査日				
身　長								
体　重								
腹　囲		男 85 以下 女 90 以下	177					
BMI		18.5 ～ 25	84					
血　圧		140 以下 90 以下						
尿	蛋　白	（－）						
	糖	（－）	69					
	潜　血		109					
貧血の検査	ヘモグロビン （血色素・Hb）	（男）14 ～ 17 （女）12 ～ 15	179					
CRP		（－）または 0.3 以下	180					
肝機能	総ビリルビン	0.2 ～ 1.1	180					
	GOT	8 ～ 40	180					
	GPT	5 ～ 40	180					
	γ -GTP	60 以下	180					
痛　風	尿酸（UA）	3.0 ～ 7.5	180					
脂　質	総コレステロール（TC）	130 ～ 240	73					
	中性脂肪（TG）	50 ～ 150	73					
	HDL コレステロール(善玉)	40 ～ 90	73					
	LDL コレステロール(悪玉)	65 ～ 139	73					
糖尿病	血糖（空腹時）	70 ～ 110	181					
	ヘモグロビン・エーワン・シー（HbA1c）	4.6 ～ 6.2 （平成 25 年 4 月変更）	181					
腎機能	尿素窒素（BUN）	8 ～ 21	181					
	クレアチニン	0.5 ～ 1.1	181					
	eGFR	60 以上	181					
	総蛋白（TP）	6.7 ～ 8.3g/dL	182					
	γ - グロブリン（肝硬変など）	11 ～ 19%	182					
CPK（筋肉等）		男 60 ～ 270 女 40 ～ 150	182					
LDH		120 ～ 240	183					
ALP		100 ～ 325	183					
電解質	ナトリウム（Na）	137 ～ 147	183					
	カリウム（K）	3.5 ～ 5.0	183					
	クロール（Cl）	96 ～ 108	183					
がんのマーカー	CEA	5 以下	183					
	AFP（肝臓）	10 以下	183					
	CA19-9（膵臓）	37 以下	183					
	PSA（前立腺）	4 以下	117					
感染症の検査	HB 抗原（B 型肝炎）	（－）	62					
	HCV 抗体（C 型肝炎）	（－）	62					
	TPHA	（－）						
胸部レントゲン（心胸郭比）		（0.5 以下）						
心電図								
胃内視鏡								
腹部超音波（エコー）								
眼　底								
乳がん								
子宮がん								
大腸がん		（－）	57					

当院でこのような様式の表を作るようになったのは、平成24年（２０１２年）からのことです。それまでは別の様式でお知らせしていました。

前頁の表はよそではまったくみない独創的な様式です。よその医療機関でも真似ていただければよいと思っています。私もこの様式に気が付くまでに長い時間かかっています。気づいてしまえばどうということはないのですが、この表を『発明』するまでに時間がかかっています。

この一覧表はマエノ医院のものではなく、受診者さんのものです。どこで検査を受けたかは関係なく、受診者が受けた検査結果を経時的に書き込んでいきます。検査結果を書き続けて経過をみます。

最近はどこの病院でも、検査結果は申し込めばもらえます。申し込まないともらえない病院もいまだにありますから、遠慮なく申し込んで結果表をもらってください。

病院に通院中の場合には、その病院で実施した検査については、経時的変化の一覧表をもらうことができます。しかし残念なことに、すべての病院においてその一覧表は当院の様式とは違います。

当院の様式では、今年の検査は一番最後に書いてあります。古い順に昔からの結果をみています。よその病院の方式では日にちが当院の方法とまったく逆で、今年の結果が最初に書いてあります。去年の結果は向かって右隣に書かれています。どこの病院もこの様式です。我田引水でなく、当院の様式の方が分かりやすいと思います。

経時的に健診結果をみていくことは多くの皆さんにとって関心の深いことだと思います。少し努力をして、175頁の表を勉強してみてください。

この表の上段に「該当頁」と書いてあります。この頁は本書の頁のことです。この表のもう一つの特長は検査の内容が理解しやすく、分類されて書かれていることです。例えば、脂質代謝の欄をみると、総コレステロール、中性脂肪、HDLコレステロール、LDLコレステロールの4つの検査値が分類されて示されています。

この表に書かれている基準値は日常診療において最もよく使われている数値で、ほとんどの民間の検査所が採用している数値です。特定健診で厚生労働省が示している基準値とは、かなり異なっています。

表の検査内容について、本書を参考に勉強していただければ、経時的変化をよく理解していただけると思います。表に示されている検査項目は一部を除き市民権を得ている、昔から行われてきている検査です。

以下、175頁の表について説明していきます。

1 身長

身長は加齢と共に低くなる人がいます。70歳の女性は若い時と比べて平均4㎝低くなります。低くなる原因は背骨（せぼね、脊柱）の変形や圧迫骨折のためです。平均して女性の方が低くなりやすい。

2 体重

3 腹囲

腹囲は平成20年に始まったメタボ健診から測るようになりました。腹囲は一般のウエストではなく臍の高さでの腹囲を測ります。メタボの判断基準は、男性85㎝以上、女性90㎝以上です。メタボ健診では腹囲の測定は義務になっていますが、BMI（次項）が20より小さい場合は測らなくてよいことになっています。女性の中には腹囲を測るのがいやだから健診を受けないという人もいますが、BMIが20未満では腹囲は測らなくてもよいのですから健診は受けてください。「BMIが20未満の人は腹囲は測らなくてもよい」ということはあまり知られていませんが、実施要領をよく読むとそのように書かれています。

75歳以上の方の健診でも腹囲測定は義務にはなっていません。

4　BMI

本書84頁を参照ください。

5　血圧

高血圧症についての日本高血圧学会のガイドラインは表37のとおりです。

生活習慣病の診断・判定基準　　**表37**

高血圧の診断基準	**日本高血圧学会・高血圧治療ガイドライン2014より**
65～74歳の血圧の基準値は140/90以下 75歳以上の基準値は150/90以下 糖尿病患者などは130/80未満	
糖尿病の判定基準	**日本糖尿病学会・糖尿病治療ガイド2014-2015より**
糖尿病型　空腹時血糖126以上または随時血糖値200以上またはHbA1c 6.5%以上 境界型　糖尿病型にも正常型にも属さないもの 正常型　空腹時血糖値110未満および随時血糖値140未満	
脂質異常症	**日本動脈硬化学会・動脈硬化性疾患予防ガイドライン2017年版より**
中性脂肪の基準値は150以下、LDLコレステロールの基準値は140以下としている。ただし、高血圧症、糖尿病、慢性腎炎、脳梗塞の人たちのLDLの基準値は120以下としている。 65歳以上でのLDLの基準値は160以下。	

6　尿の検査

尿の検査としては、蛋白、糖、潜血の3つが基本です。蛋白は主に腎臓の検査です。尿糖検査は糖尿病の検査ですが、69頁も参照してください。

潜血検査というのは「潜んだ血液」ということで、肉眼ではみえない尿中の少量の血液を検出する検査です。175頁の表の基準値の所は空欄にしてあります。正常でも潜血が（±）程度の弱陽性者はかなりいます。

女性では月経中には検尿はやりません。

急性膀胱炎、尿路結石（尿管結石とか膀胱結石など）、尿路のがん（膀胱がんなど）では、肉眼でもみえる血尿を示します。血液の量が少ない時には肉眼ではみえないことがありますが、この潜血反応では少量の血液をチェックします。

7　貧血の検査

ここでは貧血の有無をみます。貧血検査としてはヘモグロビン（Hb、血色素）や赤血球数の検査があります。ここではヘモグロビンについて検討します。

ヘモグロビン濃度の基準値は、男性で14～17g／dℓ、女性では12～15g／dℓです。ヘモグロビンが低値、すなわち、貧血の場合は、その原因が何なのかを調べることになります。

貧血の検査の時には、一緒に白血球数の結果も出てきます。白血球数の基準値は3000～8000です。異常値が出た場合には、その原因を調べることになります。急性虫垂炎（盲腸）では白血球が増えます。白血病では白血球数が10万などと著増します。

8　CRP

ＣＲＰ（シーアールピー）は一般的にはあまり有名ではありませんが、やや特徴的な検査なので、当院では基本検査に含めています。基準値は０・３以下です。ＣＲＰは感染症、膠原病、進行がんなどで陽性になってきます。

9　肝機能検査

基本的な肝機能検査としては、総ビリルビン、ＧＯＴ、ＧＰＴ、γ-ＧＴＰ（ガンマージーティーピー）の４つがあります。

総ビリルビンという検査は黄疸の検査です。肝障害が進むと血中のビリルビンが増加します。そうなると眼球の結膜が黄色くなります。基準値は１・１以下です。医師がみても４・０を超えないと黄疸ありと診断できません。軽度の上昇をみつけるためには視診ではなく、血液検査が必要になります。基本的な検査として総ビリルビン検査を省略している医療機関は多いです（２１３頁に書いてありますが、この検査も「丸め」に入るので検査料金は０円なのですが）。

ＧＯＴ、ＧＰＴ、γ-ＧＴＰはよく知られています。

10　痛風

尿酸が増加すると痛風という病気になります。痛風では足の親指の外側が猛烈に痛くなります。腎臓機能低下でも高くなります。

11　脂質

脂質代謝の検査としては総コレステロール、中性脂肪（トリグリセリド）、HDLコレステロール（善玉コレステロール）、LDLコレステロール（悪玉コレステロール）の4つがよく知られています。

日本動脈硬化学会が定めた基準値については、178頁の表37をみてください。

12　糖尿病の検査

糖尿病の検査としては、血糖値とHbA1cの検査があります。血糖値は朝食前に調べます。前日の夕食は7時か8時までに済ませます。その後でも水やお湯はいくら飲んでもよいです。水はよいが牛乳はカロリーがあるため、検査前には飲んではいけません。

糖尿病の診断基準については178頁の表37をみてください。日本糖尿病学会はHBA1cの基準値を4・3～5・8％としていましたが、平成25年（2013年）4月から4・6～6・2％としました。これは基準値が甘くなったということではありません。HbA1cの表記を国際標準値に変えたためです。

13　腎機能

腎機能については表にあるように主に3つの検査が実施されます。

平成25年4月から、eGFR（イージーエフアール）が重用されています。

eGFRの基準値は60以上です。30以下は機能低下が著明と判定、15以下では透析を考えます。

14　血中蛋白濃度とγ-グロブリン

血中の総蛋白濃度は6・7〜8・3g／dℓです。極端な栄養失調やネフローゼ症候群という腎臓の病気などで低値を示します。

γ-グロブリンはあまり有名ではありませんが、多発性骨髄腫（骨のがんの一種）の診断では特異的なデータを示し診断に有用です。肝硬変や膠原病などでも増加します。

15　CPK

あまり有名な検査ではなかったのですが、この10年くらいで有名になってきました。今では、かなり多くの医療機関で基本検査として採用されています。CPK（シーピーケー）はcreatine phosphokinase（クレアチンフォスフォキナーゼ）の略です。CPKは心筋や骨格筋に多く含まれている酵素です。心筋梗塞で増加することで知られていました。

最近、重用されるようになったのは次の理由によります。

脂質異常症治療中に薬の副作用として骨格筋融解を起こし、CPK増加を起こすことがあります。その変化をいち早く知るために、この検査が行われるようになったのです。

横紋筋融解が強くなると腎不全を起こす可能性があります。CPKが基準値の3倍くらいまでは経過をみることがあります。CPKは甲状腺機能低下症でも増加します。

16　LDH
LDH（エルディーエイチ）は、肝機能障害などで増加します。

17　ALP
ALP（アルカリフォスファターゼ）は、肝機能障害や骨の病気で増えます。骨の発育の関係で若い人のALPは高いです。

18　電解質
電解質には、Na（ナトリウム）、K（カリウム）、Cl（クロール）などがあります。

Naは水分の取り過ぎの時に低下します。「水中毒（136頁）」という病気では、だるさや神経症状（興奮、眠気など）を示します。

Kは腎機能低下の時に増えます。利尿剤（尿を出す薬）が強すぎると、Kが低下します。

ClはNaと同様、水分の取り過ぎのときに低下します。

19　がんのマーカー
がんになると特徴的な物質が増えることがあり、それを腫瘍マーカーといいます。腫瘍マーカーの検査は原則として保険ではできません。例外としてB型

主な腫瘍マーカー　表38

腫瘍マーカー	検査名の読み方	主ながんの部位	保険点数
CEA	シーイーエー	大腸がん、肺がん、胃がんなど	105点
AFP	エーエフピー	肝臓がんなど	107点
CA19-9	シーエーナインティーンナイン	すい臓がんなど	130点
PSA	ピーエスエー	前立腺がん	130点

肝炎とC型肝炎の患者さんは、保険でAFP検査を受けることができます。

がんの診断がついた患者さんは、これらの検査を保険で受けられます。

CEA＝いくつかのがんで血中のCEAという物質が増えます。ただし、CEAが少し増えたからといっても、がんになったと決めることはできません。CEAが正常でもがんではないとも決められません。

AFP＝AFP（アルファフェトプロテイン）は主に肝臓がんで増えます。

PSA＝前立腺がんのマーカーです。

20　感染症の検査

この貴重な一覧表に、B型肝炎、C型肝炎、TPHA（梅毒の検査）の項目がある理由を説明します。胃がんの検査として胃内視鏡検査が行われますが、この検査の前にはB型肝炎、C型肝炎、TPHAの3つの血液検査をすることが義務づけられています。胃内視鏡検査の機器は、皆さんで繰り返して使われるので、検査の時にこれら3つの病気を他人に感染させてはいけません。そのため、これらの検査を内視鏡検査の前に実施するのです。

24　腹部エコー（腹部超音波検査）

血液検査で肝機能障害がみつかった時には腹部エコー検査をします。この検査では放射線を浴びることなく肝臓の状態をみることができます。同時に胆のうや膵臓などをみることができます。

28　大腸がんの検査

大腸がん検診として大便の検査を2回します。この検査で潜血陽性の場合には、大腸内視鏡検査にまわります。痔がある場合には、この検査は受けられません。この検査における潜血とは潜んだ血液、すなわち肉眼ではみえないほどのわずかな血液という意味です。

14 薬

薬の剤型

薬には粉末、錠剤、シロップ、坐薬（肛門に入れて使う薬）、注射などの種類があります。

たとえば、小児の熱性けいれん（ひきつけ）の場合には、解熱剤と鎮痙剤（抗けいれん剤）の両方を使うことがあります。解熱剤と鎮痙剤には、それぞれ粉末、錠剤、シロップ、坐薬などがありますから、薬を使用するときはそのちがいをよく承知してから使ってください。

また、下痢をしているときには坐薬は使いにくいので粉末や錠剤が使いやすい、熱が高くて薬も飲みたくないときは坐薬がよい、というように薬の剤型の特徴を考慮して適当に使い分けることも必要です。

常備薬

熱さましと浣腸は必ず用意しておいてください。熱さましの薬は頭痛やその他の痛み止めとしても使えます。消化剤や整腸剤も大切です。けがをしたときに備えて、消毒薬やガーゼ、絆創膏なども常備しておきましょう。また、薬ではありませんが体温計はいつも置いておかなければいけません。

解熱剤と頭痛薬は同じ？

大人用バファリン（アスピリン）や小児用バファリンCⅡ（アセトアミノフェン）は解熱剤であり、頭痛薬、鎮痛薬でもあります。そのため解熱鎮痛剤というよび方もされるわけです。しかし、一部の頭痛薬には解熱効果のまったくないものもありますから、間違えないように使ってください。

小児に使われる解熱鎮痛剤は、最近は全部アセトアミノフェンです。バファリンCⅡ、カロナール、アンヒバなどと商品名は異なりますが、中身は皆同じアセトアミノフェンです。

飲むと眠くなる薬、飲むと眠れなくなる薬

市販されているかぜ薬の中には、飲むと眠くなるものと、逆に眠れなくなるものがあります。

かぜ薬の中に入っている抗ヒスタミン薬は人によって眠くなります。眠くなる程度には個人差があります。ほとんど眠くならない人もいます。

かぜ薬の中に入っているカフェインは人によって眠れなくなります。お茶やコーヒーにもカフェインが含まれています。就寝前にコーヒーを飲んでから寝る人もいるし、逆にコーヒーを飲むと眠れなくなる人もいます。カフェインの影響についての個人差も大きいです。カフェインには利尿作用もあります。尿が近くなるので夕方以降にはお茶を飲めない人もたくさんいます（116頁）。コーラや栄養ドリンクにもカフェインが入っているものがあります。

頓服

頓服というのは「一日に二回とか三回とかに決めず、臨時的に服用する薬」のことです。熱さましや頭痛、腹痛の薬が知られています。

ＯＤ錠という薬について

近年、ＯＤ錠が増えてきました。ＯＤ錠というのはoral disintegration（口腔内崩壊錠。口の中で溶ける お薬）の略です。

ＯＤ錠は口の中で速やかに崩壊します。この薬は口腔粘膜からの吸収により効果を期待する薬剤ではないので、崩壊後はそのまま飲み込むか、または水で飲んでください。

ＯＤ錠は水なしでも飲めるというのが特徴です

薬と食べ物　注意したい相互作用の例

食べ物、飲み物によっては、薬と一緒に食べたり飲んだりすると、薬の効能に悪い影響を与えるものがあります。薬の効果を弱めたり、逆に強めてしまったりする場合があります（表39）。薬は水か白湯（さゆ）で飲むのが原則です。

相互作用のある薬と食べ物について、服用後10時間あければ食べても大丈夫という研究もありますが慎重に対応する必要があります。

増血剤として鉄剤を飲む時の注意は197頁に書きましたので、そちらを参照してください。

皮膚病とステロイド軟膏

ステロイド剤は「副腎皮質ステロイド剤」あるいは「副腎皮質ホルモン剤」ともよばれ、主に飲み薬（内服薬）や軟膏としていろいろな病気の治療に使われています。

ただ、この薬に対する患者さんのイメージはけっしてよくありません。ホルモン剤という名前のため「こわい薬」というイメージをもつ人が多いのです。たしかに、膠原病（118頁）や白血病などの治療のため、ある程度の量を何年

薬と食べ物・注意したい相互作用の例　表39

	食品	主な薬の種類	薬の一般名
併用で薬が効きすぎる	グレープフルーツ	カルシウム拮抗薬（降圧薬）	アダラートL
併用で薬の効果が弱まる	納豆、緑黄色野菜	抗凝固薬	ワーファリン
	牛乳	抗生物質	セファレキシン テトラサイクリン

にもわたって使い続けていると、たとえば、胃潰瘍、糖尿病、肥満、血圧上昇、感染しやすくなるなど、さまざまな副作用がみられることがあります。しかし、このステロイド剤が必要なケースもあるのです。たとえば、湿疹やアトピー性皮膚炎などの場合、ステロイド剤を軟膏として使うことがあります。とりわけ、皮膚炎の症状がひどいときにはステロイドの軟膏を使わないとよくならない時もあります。

ステロイドの軟膏は、強い作用のものから弱い作用のものまで5段階に分けられています。症状が軽くなったら弱いステロイド軟膏に変えたり、あるいはステロイド以外の軟膏にするなど、症状に合わせた治療が必要です。

同じステロイドでも、飲み薬と軟膏とでは副作用の出方がまったくちがいます。軟膏の場合は、塗布した部分の作用が主で、全身への作用は飲み薬とは比較にならないくらい低いです。とはいっても、長期間にわたって作用の強いステロイド軟膏を使うことは避けておいたほうが賢明でしょう。

15 知っておきたい豆知識

発熱時の注意

発熱は日常診療において最も大切な症状です(31頁)。子供の熱が1日でも下がらないと不安になるお母さんも多いのですが、あまりあせってはいけません。これから述べることに注意して経過を観察し、医師の診察を受けてください。

❶一般的な注意

安静にすることが一番大切です。食欲が落ち胃腸も弱りますが、水分はある程度とってください。温かい番茶などを飲んで汗をかくとなおよいでしょう。また、下痢がなければ病人の望むものは何を与えてもかまいません。気分転換も必要です。特に子供の機嫌が悪いときは、体に負担をかけないよう注意しながら15分ぐらい1日2回、外出することが必要になることもよくあります。

❷頭寒足熱

体の一部を温めるか冷やすかについては臨機応変に対処します。患者さんの気持ちのよいようにしてあげましょう。発熱の初期で寒気のあるときや手足の冷たいときは、体を温めるとよいのです。また、熱が出てしばらくすると、頭の方は冷やし、足の方は温めたほうが気分のよい状態になります。これが「頭寒足熱」です。

❸大便

熱のあるときは便秘することが多いものです。高熱が続いて便が出ないときは浣腸したほうがよいので、浣腸薬は常備しておく必要があります。高熱で食欲がおちている時でも2〜3日に1回は便を出したいものです。浣腸のコツは、薬を入れてから排便をぎりぎりまで我慢させることです(59頁)。我慢しないと薬だけが出てしまいます。イチヂク浣腸の10gは赤ちゃん用、30gは大人用で、その中間に20gのものもあります。

❹熱の経過をメモする

熱の経過をメモしておくといろいろ役に立ちます。

特に診断と治療を考えるうえで、熱の経過は医師にとって大変参考になります。熱の経過がどの程度なのかを医師に教えてください。

表40はメモの書き方の一例です。折れ線グラフよりもこの書き方のほうがずっと分かりやすいのです。

朝、昼、夕と1日3回くらい記録しますが、熱を測る時刻は何時でもかまいません。朝は午前10時くらいまで、昼は午後3時くらいまで、夜は夕方から夜にかけての一番高い体温を記入してください。3回以上記録してもよいのですが、あまり詳しく書くとかえって熱の流れが分かりにくくなります。記録するのは面倒かもしれませんが、熱がある間はやむをえません。熱が下がったらもう記録するのはやめてけっこうです。ついでに大便が出たかどうかもメモしておくとよいでしょう。便が出たら（＋）、出なかったら（－）と書いておきます。便が出たときでも、硬くて少ししか出なかったときは浣腸をする必要があるかもしれません。

熱のメモ　表40

	朝	昼	夜	便
15日		37.5	38.3	(＋)
16日	37.6	38.4	39.0	(－)
17日	38.2			

❺解熱剤

解熱剤には錠剤、粉末、坐薬などがあります。解熱剤はふつう1日1~2回使いますが、どうしてもつらいときは1日3回使うこともあります。下痢があるときは坐薬よりも粉末や錠剤のほうが使いやすいでしょう。薬局で売っている小児用バファリンCⅡは錠剤なので、4歳くらいから使えます。

解熱剤を使うときは乱用を避けてください。解熱剤はあくまでも一時的に熱を下げるためのものであって、根本的な治療手段ではありません。熱があってつらいときは使ってもけっこうですが、それほどつらくなければ解熱剤は使う必要はありません。

「熱のあるとき風に当てるな」はホント?

——子供にとって気分転換は大切なこと

昔から、熱のあるときは風に当てるなということがよくいわれます。はしかのときは特にそれが強調されていました。健康なときとちがい、熱を出せば昼間でも布団を敷いて寝ることになりますが、このとき外からの直接の風に注意しないと、長時間の風の当たりすぎで体調をさらに悪くすることになります。その意味からいうと「熱のあるときに風に当てるな」という教えは正しいのです。同様な意味で、発熱のときのクーラーや扇風機などの使いすぎには注意してください。氷まくらを使用する場合は体の一部だけを冷やしてよいのですが、家の外からの風やクーラーでは体全体を冷やすことになり、自然発汗を妨げ、体の自然治癒力を低下させてしまいます。

子供に対して「熱があるから一日中安静にしていなさい」と言っても、なかなかいうことをきくものではありません。かえって、安静を強要すると不機嫌になることがありますから、そういうときには、常識的な注意をして、短時間だけ外出させて風に当てることはけっして悪いことではありません。子供にとって気分転換は大切なことだからです。はしかをはじめ、高熱のときでも短時間ならば外出した方がよいのです。子供の場合、15分ずつ1日2回、体に負担をかけないようにして外につれていってあげてください。

また、熱のために体が熱くても胸とお腹は冷やさないように適当な寝具は必ずかけてください。手や足は冷たければ温める必要がありますが、そうでなければ長袖のシャツを着たり、靴下を履いたりする必要はありません。

「熱が続くと頭が悪くなる」はホント？

高い熱があって子供の元気がなくなると、脳に障害を起こすのではないかと心配するお母さんがいます。熱が高いというだけでは脳障害は起こしません。

ウイルス性の髄膜炎（脳膜炎）は現在でもよくみられる病気ですが、多くは後遺症を残さずに治ります。昔は髄膜炎といえば、化膿性髄膜炎や結核性髄膜炎が多く、これらの病気の場合は後遺症を残しました。

熱性けいれん(ひきつけ)

「ひきつけ」というのは、体を突っ張らせて目を吊り上げ、意識がなくなっている状態をいいます。子供の熱性けいれんは、ふつう3～4分で治りますが、10～15分以上続いたり、1日に何回も起こすときは医師の診察を受ける必要があります。また軽いひきつけでも合計して3回以上ひきつけたら、一応脳波をとっておくとよいでしょう。熱がないのにひきつけたときも脳波検査が必要です。

ひきつけが起こったときは、昔は舌を咬まないようにガーゼを口に咬ませたりしましたが、最近では、かえって患児を刺激してよくないというように考え方が変わってきています。発熱の初期にひきつけることが多いのでほとんどの親は驚いてしまいますが、あわてないで痰がつまったりしないかどうかを観察してください。

めまい

めまいには、体がふらつくめまい（仮性めまい）と、ぐるぐる回るようなめまい（真性めまい）の2種類があります。

仮性めまいを起こす原因としては、高血圧、低血圧、起立性調節障害などがあります。歩いているときにフラフラして体がしっかりしないめまいは、高血圧、低血圧、動脈硬化によるものです。なお、「立ちくらみ」については次頁を参照してください。

真性めまいを起こす原因としては、良性発作性頭位めまい症、メニエール病、突発性難聴、前庭神経炎、脳出血（の一部）などがあげられます。

良性発作性頭位めまい症は内耳（耳の奥にあって平衡感覚や聴覚をつかさどっている）の病気で、外来でもよくみられる病気です。心身の疲れているときに起こりやすく、急なめまい発作に襲われ、吐き気もともなって苦しい思いをします。ひどいときはめまいと吐き気のために、2～3日食事がとれないこともあります。治療法としては頭を動かすとめまいを起こすので、めまいを感じない位置に頭をおいて安静にすることが大切です。また、強い発作のときは極度の不安感に陥りますが、生命の危険はないのでしばらくの間辛抱する必要があります。好発年齢は20歳代から高齢者までと幅広く、病気にかかるのは女性がほとんどです。

メニエール病も内耳の病気で、めまいのほか耳鳴りや聴力障害をともないます。このメニエール病のほうが有名ですが、実際には良性発作性頭位めまい症のほうが多いのです。

小脳や脳橋の部分で脳出血が発生すると真性めまいが起こりますが、このときにはめまいのほか、運動障害や意識障害もともなってきます。

立ちくらみと貧血

女性の場合は、立ちくらみを経験する人が少なくありません。立ちくらみというと、貧血（血が薄い）

のためだと考えている人がほとんどですが、それは間違いです。座った位置から急に立つと血圧は一時的に下がりますが、正常の人はすぐ元に戻ります（図14）。しかし、低血圧、高血圧、動脈硬化のある人などでは、その戻りが悪いために脳への血液循環が悪くなり、「脳貧血」の状態となって気分が悪くなります。これを医学用語では「起立性低血圧」といいます。また、学校の朝礼で倒れやすい子供がいますが、これは起立性低血圧の一種で、小児科では「起立性調節障害」とよびます。

図14　立ちくらみの原因

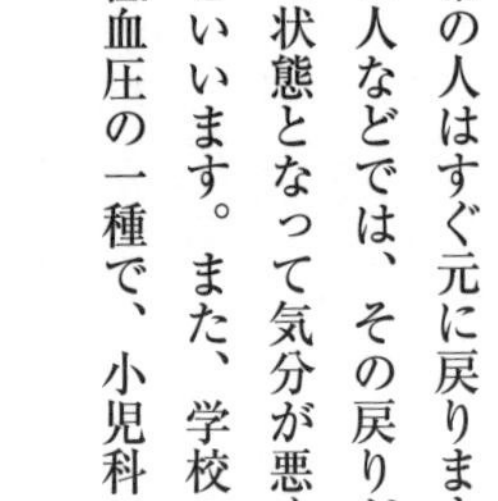

採血のときの脳貧血について

採血の時に、脳貧血を起こして倒れてしまう人がいます。そういう人は、採血というストレスに弱くて、血圧が下がって脳に血液が十分に回らなくなって倒れてしまうのです。このような脳貧血を予防するには少しずつ慣れてもらい自信をつけてもらう必要があります。

自信を持つようになるまでは次のように対処して自信をつけていってもらいます。つまり、ベッドに寝た状態で採血すれば、倒れることもなく脳貧血を起こす可能性はずっと減ります。

採血の時だけではなく、注射のときに脳貧血を起こす人への対策も同じです。このようにしていけば、患者さんは段々自信がついてきます。

貧血

貧血かどうかを判断するには、血液中のヘモグロビン（血色素）の濃さをみます。男子の正常値は14～17g／dℓ、女子は12～15g／dℓ。60歳をすぎると少し薄くなってきます。女子の場合は10g以下の人も少なからずいますが、大部分は月経過多によるもので、鉄剤を1日1錠服用すると1～2か月でみちがえるようによくなります。貧血を治すには、注射よりも錠剤のほうが体にとってよいこともぜひ知っておいてください。

貧血の食事療法としては鉄分や蛋白質を多く含む食品を摂取することが大切です。鉄分を多く含む食品にはレバー、卵、肉類、緑黄色野菜などがあります。ただし、ヘモグロビン濃度が8～9g／dℓ以下になると食事療法だけではなかなか回復しないので、鉄剤の内服が必要となります。

子宮筋腫や痔からの出血も長くなると貧血の原因になります。貧血を起こす原因は、そのほかにもいろいろありますから注意してください。

増血剤はお茶でのんでよいのか

緑茶、コーヒー、紅茶にはタンニンが含まれているので、鉄剤を服

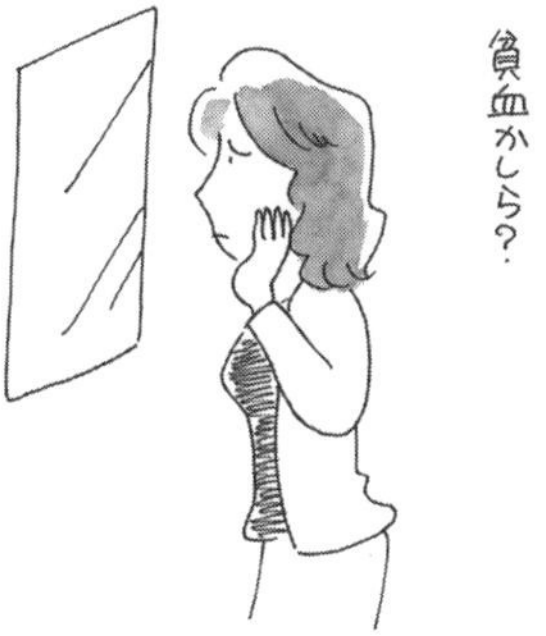

用する前後2時間はお茶などは飲まないほうがよいと昔からいわれていました。ところが、最近の鉄剤は徐放錠といって長時間作用します。そこで、ある学者が鉄剤服用に際し、緑茶飲用群と禁茶群の2グループに分けて貧血の改善を調べてみました。その結果、両群の間に治療効果の差はなかったのです。面白い研究結果だとは思いますが、鉄剤服用にあたっては、念のため昔からいわれているように前後2時間はお茶を飲まないほうがよいでしょう。

口から血を吐く原因となる病気

口から血を吐くと、本人はもちろん周囲の人もあわててしまいます。血を吐いて一番怖いのは、出血が止まらなくて血圧が急に下がってしまうことです。脈が速くなって気分も悪くなり、さらに進行すると脈は触れなくなり意識もなくなってきます。

大量の出血になりやすいのは、肝硬変の末期にみられる食道静脈瘤（64頁）の破裂による出血です。

消化管（食道や胃腸）からの出血を吐血といいますが、その原因になる病気には食道がん、食道静脈瘤、胃炎、胃潰瘍、胃がん、十二指腸潰瘍などがあります。

呼吸器からの出血を喀血といい、その原因として肺がん、肺結核、肺炎、気管支拡張症、気管支炎などがあります。

そのほか、鼻血がのどに回って口から血を吐くときもあります。

出血が止まらないとき

外傷の場合は、どの部分からの出血でも、傷口を押さえればほとんどの出血は止まります。頭や手の出血は特に出血量が多いので驚いてしまいますが、傷を心臓より高い位置においてしばらく圧迫していれば止まります。もちろん、傷口を縫わなければならないほどの大量出血や広範囲の出血の場合は、外科医の診察を受けてください。

鼻血の多くも圧迫すれば止まりますが、動脈出血で噴き出るような出血のときは止まりにくいので、耳鼻科医の診察が必要になります。

はたけ

白色粃糠疹《ひこうしん》は、小児の顔にできる丸い白い粉をふいたような斑点で表面はカサカサしています。昔は顔面白癬（はたけ）といわれましたが、菌がみつからないため今では白癬症（かび）ではなく、湿疹の一種であることが分かりました。子供に多い病気ですが、成長するにつれて自然に治ります。

しらみ

しらみというと過去の病気と考えがちですが、最近、各地の小学校で小流行がみられるので要注意です。しらみにはアタマジラミ（頭髪）、ケジラミ（陰毛）、コロモジラミの3種類があります。しらみは卵から幼虫になるのに7～10日、幼虫から成虫になるのに7～16日かかります。治療法として頭髪をクシですいたり剃毛をします。頭髪についた卵は爪でこすり落とすのもよい方法です。そのほか、市販されているスミスリンパウダーという薬を寄生部に散布して、1～2時間後に洗い落とすことを2～3日間隔で3～4回繰り返します。

かびと病気

かびは医学的には「真菌」といいます。最近では、住居環境の変化、すなわちアルミサッシの普及により住居の機密性がよくなり、かびが増え続けていますから、それが原因となる病気も増えることが予想されます。

かびが原因となる病気には肺真菌症、アレルギー疾患（喘息、アトピー性皮膚炎、アレルギー性鼻炎など）、皮膚病などがあります。

肺真菌症というのは、肺にかびが寄生して発症する特殊な肺炎です。肺真菌症は体力が非常に弱った人だけがかかる病気ですが、かびが増えてきたために、これからは健康な人の肺を侵すようになるかもしれません。肺を侵すかびにはアスペルギルス、カンジダ、クリプトコッカスなどがあります。

喘息やアトピー性皮膚炎などのアレルギー疾患とかびとの関係については122頁に書きましたので、そちらを参照してください。

かびと皮膚病

体を不潔にしておくと、頭部にかびがつき「しらくも」になりますが、最近ではこの病気はほとんどみられなくなりました。「水虫」は汗疱状白癬といって足の指にできる病気です。「たむし」は男子の股にできる真菌症です。ただし、「陰金たむし」はかびとは関係ありません。「陰金たむし」というのは、陰のう（睾丸の入っている袋）の湿疹のことです。

赤ちゃんの「おむつかぶれ」は、正式には皮膚カンジダ症といいます。

また、膣カンジダ症は陰部のかゆみが特徴です。

「健康ノート」を作ろう

「健康ノート」というのは健康診断や病気の経過を記録するノートのことです。健診の結果（175頁の表）や病気について、長期的な視点でノートに記録していくことをおすすめします。

記録の方法は自由です。要点だけの記録にすれば、薄い大学ノートでも一生使えます。

最初の頁には基本事項を書きます。住所、緊急時の連絡先、今までの病気、今使っている薬の名前、血液型、かかりつけの医療機関の電話番号などを書きます。リビングウイル（生前発効遺言）として「がんのときは本当のことを教えてください」、「いたずらに延命措置をしないでください」、「脳死のときは臓器を提供します」など、自分の意思を書きます。

「健康カード」を作る

「健康カード」というのは、健康についての情報をメモに書いて定期入れに入れて携帯するものです。外出のときに急に具合が悪くなると慌ててしまうので、このカードはそういうときに困らないようにするためのものです。

カードは小さいので裏表を使います。記載事項は、姓名、生年月日、住所、電話番号、血液型、病名、薬名、かかりつけの医療機関の電話番号などです。糖尿病でインスリンを使っている人などではインスリンの使用量も書きます。アレルギー体質の人はその内容を書いておきます。

小児救急医療

厚生労働省は平成16年（2004年）4月から、夜間や休日に子供が病気になったとき、急いで病院に連れていく必要があるかどうか、電話で助言を受けられる「小児救急電話相談」のシステムを構築しました。

埼玉県の場合では、救急医療情報センターの電話は048（824）4199（浦和の24時間よい99）です。ここには医師はいませんが、その日の埼玉県の救急体制を教えてくれます。

タバコを止めると太るか

最近は禁煙する人が増えてきました。タバコを止めると太るのではないかと心配する人がいますが、医学的に考えてそんなことはありません。タバコを止めると口さみしくなって食べ過ぎてしまうことがあり、それが原因で太ることがあるので注意してください。

ダイエット

ダイエット（食事療法）という言葉がよく使われます。この言葉は、世間では2つの意味で使われています。

一つは女性によくみられるダイエットで、極端で無理な食事療法を意味し、心の健康まで損なう場合があります。人間の業としての「やせ願望」にふりまわされないようにしたいものです。

もう一つのダイエットは、比較的単純な食べ過ぎによる肥満を治すための食事療法のことです。

「ダイエット」を考えるときには、以上の2つの違いを区別して考えてください。

健康に過ごすには何を食べてもよいのですが、お団子も2つ食べたいときも

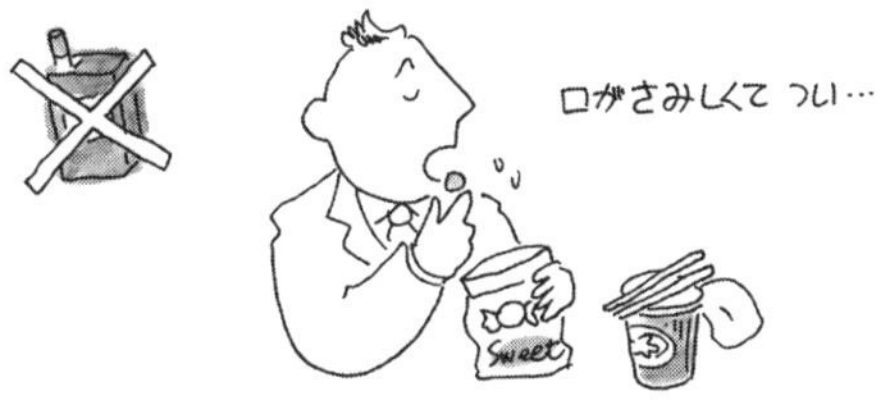

1つにしておいた方がよいでしょう。肥満を避け、高血圧、糖尿病、脂肪肝など、生活習慣病の予防に気をつけてください。

無理なダイエットはいけません。太る、太らないについては遺伝的な体質もあります。私は男女とも少しポッチャリしているのがよいと思っています。

食は文化でもあり、また、現代人の心の問題もかかえています。

聴診器を使っているときには聞こえません

聴診器を使って子供を診察しているときに質問してくるお母さんがいますが、聴診中にはお母さんの言うことは医師には聞こえないので、聴診が終わってから質問するようにしてください。聴診中の質問に答えられなくても愛想が悪いと思わないでください。テレビ番組などで、会話しながら聴診している医師が映っていることがありますが、私には真似できません。

お風呂での事故を予防するために（特に高齢者について）

私の臨床経験の中で、入浴中に亡くなられた患者さんを診ることがありました。入浴中の死亡の原因は脳卒中とか心筋梗塞といわれていますが、入浴中の居眠りが原因で溺れてしまう場合もあるのではないでしょうか。特に高齢になるとお風呂で気分がよくなって、うとうとしてしまうことがあります。気分よく入浴するのはよいのですが、事故にならないよう居眠りには気をつけましょう。

また、風呂場は滑りやすいので、特に高齢者はけがをしないように気をつける必要があります。アキレス腱に負担をかけないように要注意です。

16 統計データ

乳児死亡率の年次推移と国際比較

乳児死亡率の年次推移と国際比較は表41のとおりです。

乳児死亡率は0歳児の死亡率です。日本の最近の乳児死亡率は世界で最も低値を示し、国際的にみて日本の医療制度が評価されています。

わが国の主な死亡原因と死亡率

以前は脳卒中が死亡原因の1位でしたが、食塩制限や高血圧の治療が功を奏して脳卒中が減って、悪性新生物（がん）がワースト・ワンになりました。

乳児死亡率の年次推移・国際比較（出生千対）　表41

	1950年（昭和25年）	1970年（昭和45年）	1980年（昭和55年）	2002年（平成14年）	2014年（平成26年）
日　本	60.1	13.1	7.5	3.0	2.1
アメリカ	29.2	20.1	12.6	6.9	6.0
フランス	47.1	15.1	10.0	4.5	3.5
ドイツ	55.5	23.6	12.6	4.4	3.3
イギリス	31.2	18.5	12.1	5.6	4.1

（「国民衛生の動向」平成28年版78頁を参考として作成した）

平成27年（2015年）に亡くなった方は全国で101万人で、そのうち、がんによる死亡は36万人でした。心疾患による死亡も年々増えてきており、病気の面でも欧米化の傾向が認められます。

わが国の主な死因と死亡率（人口10万対）、平均寿命の推移　表42

		昭和30年	昭和50年	平成15年	平成27年
平均寿命	男	63.6	71.7	78.4	80.8
	女	67.8	76.9	85.3	87.1
死亡総数		776.8	631.1	804.7	1029.4
1位		脳血管 136.1	脳血管 156.7	新生物 245.3	新生物 295.2
2位		新生物 87.1	新生物 122.6	心疾患 126.4	心疾患 156.3
3位		老衰 67.1	心疾患 89.2	脳血管 104.7	肺炎 96.4
4位		心疾患 60.9	肺炎 33.7	肺炎 75.2	脳血管 89.2
5位		TB 52.3	事故 30.3	事故 30.7	老衰 67.6

脳血管：脳血管疾患、新生物：悪性新生物（がん）、TB：結核。

（「国民衛生の動向」平成6年版47頁と平成28年版64頁を参考として作成した）

第三章◎患者学　その2

医療費の領収証について

最近はどこの医療機関でも、会計の時に医療費明細の書かれた領収証が出ます（表43）。領収証には初診料などの診察料、薬代、検査料などの明細が書かれています。1点は10円です。

保険組合によっては3か月遅れくらいで「医療費通知」という郵便物が送られてきます。そこには医療費の点数が載っています。この通知を送って被保険者のコスト意識を持ってもらおうというわけです。

医療と医学が進歩し、医療費も高騰して保険財政が厳しいことはご承知のとおりです。

保険の仕組みについて十分な説明をするのは複雑すぎて不可能なことですが、本書では出来る限り分かりやすく解説してみます。

領収証 **表43**

（内科無床診療所の一例）

領　収　証

氏　名
様

発 行 日
平成　年　月　日

保　険	初･再診料	医学管理等	在宅医療	検　査	画像診断
	点	点	点	点	点
	投　薬	注　射			
	点	点	点	点	点

合計点数	点
領収額	円

東京都文京区本駒込○ー○ー○
○○○医院

領収印

初診料

初診料は表44のとおりです。

再診料

再診料は表45、表46のとおりです。

再診料は、再診料と外来管理加算の合計からなります。

外来管理加算とは「処置を行わなかったときに算定する」ということで分かりにくい規則です。処置を行った時には外来管理加算は算定できないというのは、保険の七不思議のうちの一つです。分かりにくく医師の間でも30年以上前から不評です。処置を行ったときの方が、処置を行わなかったときより点数が低いのですから、患者さんにも誤解を与えます。

大病院の再診料が低いことが分かります（表46）。

外来管理加算

再診の時に計画的な医学管理を行った場合、外来管理加算として52点を加算します（平成30年）。再診料

初診料（病院、診療所ともに）　**表44**

6歳未満	6歳以上
357点	282点

再診料（病床数が200床未満の病院および診療所）　**表45**

6歳未満		6歳以上	
再診料	外来管理	再診料	外来管理
110点	52点	72点	52点
162点		124点	

病床数が200床以上の病院の再診料（外来管理加算なし）　**表46**

6歳未満	6歳以上
111点	73点

としては72点＋52点で１２４点が再診料になります（表45）。外来管理加算は、処置を行うと算定できないのは前述のとおりです。

保険の規則は外来管理加算などにみられるように複雑怪奇です。

小児科外来診療料（3歳未満、1日につき）

小児科を標榜する医療機関の初診料と再診料は表47のとおりです。割高に設定されています。

例えば、院外処方の医療機関の3歳未満児の初診料は５７２点です。この５７２点は一日の診療料です。診察料、処方代、検査料などすべて含めて５７２点ということです。これは「丸め」というシステムで、すべての医療行為をまとめて５７２点ということです。

領収証の「医学管理」欄について

「医学管理」欄の中で特徴的なものは「特定疾患療養管理料」という項目です。

これについては24頁と25頁に書きました。

小児科外来診療料（3歳未満、1日につき）　表47

	処方せんを交付する場合	処方せんを交付しない場合
初診料	572点	682点
再診料	383点	493点

領収証の「検査」欄について

毎年の健康診断の経過をみていくには、１７５頁の表が分かりやすいと書きました。

１７５頁の表の肝機能検査から電解質検査までは、HbA1cを除いて生化学的検査（Ⅰ）に属する検査です。全部で21項目あります。ずいぶん多いと思われるかも知れませんが、よくみると基本的な検査ばかりです。無駄な検査はありませんから、年に一度は全部調べて経過をみていくことをお勧めします。

表48によれば、10項目以上の検査は１１２点と設定されています。いくら多く検査しても１１２点なのです。そこで、当院では基本的な検査として21項目検査しています。基本的な検査を多く調べて、よりよい健診を目指しています。無駄な検査はしていないつもりです。

生化学的検査（Ⅰ）の包括点数（丸め）　表48

4項目までは各々の合計点数	
5項目～7項目	93点
8項目又は9項目	99点
10項目以上	112点

開業医からのオーダーを受ける検査室としても、これくらいの検査内容ならばこれくらいでの料金でできるという厚生労働省の判断であると考えられます。

検査のときの「判断料」について

検査のときの「判断料」とは聞きなれない言葉ですが、保険では大きな位置をしめています。

「判断料」には表49のように7種類あります。

検査の内容によって、検査は7種類に分類されます。医師の技術料として、実施された検査に応じて「判断料」が加算されていきます。

その点数は低くありません。検査料より判断料のほうが高い場合もあります。判断料の算定は月1回に限ります。

外来で行われる検査では、血液学的検査と生化学的検査（Ⅰ）の2種類がほとんどです。この2種類の判断料は、125点＋144点＝269点になります。

検査判断料　表49

	点　数
尿検査	34点
血液学的検査	125点
生化学的検査（Ⅰ）	144点
生化学的検査（Ⅱ）	144点
免疫学的検査	144点
微生物学的検査	150点
病理学的検査	150点

尿検査の保険について

尿の一般検査（蛋白、糖、潜血など）の保険点数はまとめて26点です。このときには判断料は算定できません。膀胱炎のときの顕微鏡的検査は27点です。このときには判断料34点が加算されます。

血液検査の保険点数

血液検査は表49にあるように血液学的検査、生化学的検査（Ⅰ）と（Ⅱ）、免疫学的検査の4つに分類されます。

検査のときには、採血料30点と各検査個別の料金と判断料の3つが合算されます。

血液学的検査

血液学的検査には主に次のようなものがあります。判断料は125点です。

血算（貧血の検査、白血球数、血小板数）の検査料はまとめて21点です。

HbA1c（糖尿病の検査、175頁の表）はここに分類されており49点です。

生化学的検査（I）

生化学的検査（I）は肝臓、痛風、血糖、コレステロールなどの検査が含まれ、血液検査の中核的存在です。判断料は144点です。

生化学的検査（I）では、項目を多く検査しても点数は上がらないようになっています（表50、211頁の表48を再掲）。基本的な項目だけ検査したとしても10項目以上になるのが普通です。

本項所属の検査には主に次のようなものがあり、多くの項目は1項目11点です。総ビリルビン、直接ビリルビン、総蛋白、血糖、尿酸、中性脂肪、γ-GTP、BUN、クレアチニン、LDH、アルカリフォスファターゼなど。

本項目の中で、次の検査は1項目17点です。GOT、GPT、総コレステロール、HDLコレステロールなど。

生化学的検査（I）の包括点数（丸め）　表50

4項目までは各々の合計点数	
5項目〜7項目	93点
8項目又は9項目	99点
10項目以上	112点

糖尿病患者さんの定期検査のときの保険点数

糖尿病で通院中の患者さんは定期的に検査をします。尿のほか、血液については血糖とHbA1cを検査します。

血糖検査をする回数は病状によって異なります。入院したときには各食前、食後と寝る前で1日に7回調べることもあります。血糖の検査料は1回につき11点です。判断料は月の1回目の検査のときに144点が算定されます。

HbA1cは月に1回しか算定できません。検査料は49点ですが、判断料として「血液学的検査」の125点が加算されます。

糖尿病の毎月の定期検査の保険点数は表51のとおりです。1回目が359点、2回目以降は41点です。月の2回目以降の検査のときには判断料がつかないので、**1回目と2回目以降とでは大変な違いです。患者さんにとっても極端すぎて分かりにくいです。**

生化学的検査（Ⅱ）

生化学的検査（Ⅱ）の検査には精密検査に属するものが多く、検査は限られた症例に対して行われます。

ここに所属する検査としては、甲状腺の検査や腫瘍マーカーなどが主なものです。

糖尿病の定期検査の保険点数　表51

	採血料	血　糖	HbA1c	合計点数
月の1回目	30	11（判断料 144）	49（判断料 125）	359
2回目以降	30	11		41

腫瘍マーカー検査は保険適用上、強い制限があります。

免疫学的検査

この分類に属する検査としては、ＣＲＰ、リウマチ、インフルエンザ、アレルギーなどについての検査があります。

ＣＲＰ検査（１７５頁と１８０頁）は有用な検査ですが、保険適用については制約があります。炎症やがん性疾患等以外では保険では認められません。検査の点数は16点と安いのですが、判断料の１４４点が加算されるので保険審査上、問題になります。

インフルエンザの検査は鼻の分泌物を取って調べます。検査料は１４３点で、判断料は１４４点なので合計２８７点で少し割高です。

アレルギーについての検査としては次のようなものがあります。これは血液を取って調べます。

喘息についてはダニ、ハウスダスト、ブタクサ、かび類、そば、犬、猫、ハムスターなど。

アトピー性皮膚炎については卵、牛乳、大豆など。

アレルギー性鼻炎については、スギ、ヒノキ、かび類、ハウスダスト、ダニなど。

アレルギーの検査には、これ以外にもたくさんの種類があります。検査料は1種類11点です。一回の検査の上限は１４３０点までです。どの抗原について調べるのか、検査する前に患者さんの希望を医師に伝えるとよいと思います。

微生物学的検査

痰の結核菌検査などが、この検査に該当します。

画像診断

画像診断とは、レントゲン検査、CT検査などです。
胸部レントゲン検査は210点です。

注射料

表52は脱水状態でリンゲルとビタミンの点滴をしたときの例ですが、薬代が30点、点滴手技料が97点で合計127点です。2時間かけて点滴して手技料が97点です。信じられないほど安いです。これはやたらに点滴しても診療報酬は出さないよ、という厚生労働省の方針によるもののようです。

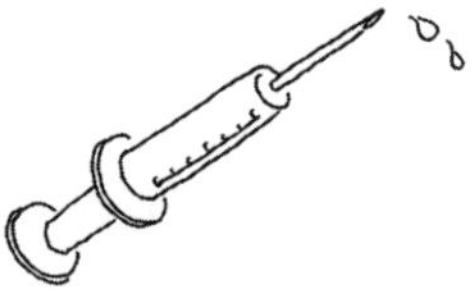

点滴の注射料の例　表52

ソリタT 3号500ml	ビタミン B_1 10mg	ビタミン B_2 10mg	薬代合計	手技料	合計
157円	82円	58円	297円（30点）	97点	127点

その他の医療的話題

せん妄

せん妄というのは意識障害の一種です。不安、錯覚、幻覚（幻視など）、異常な行動や言動、興奮などがみられます。特に夜間に多くみられ「夜間せん妄」といいます。せん妄は病気や引っ越しのようなストレスと関連して起こることがあります。

認知症の高齢者にせん妄がみられることがありますが、せん妄があるから認知症というわけではありません。高齢者において他の病気で治療中にせん妄をおこすことがあります。症状の強い時には精神科医の治療が必要になります。

更年期障害

女性の場合、50歳頃になると女性ホルモンの産生が減って月経が停止していきます。そのことを更年期といいます。更年期には心身ともに不安定になります。このことについては、パートナーである夫君の理解も必要になります。更年期症状が辛い場合には治療が必要になります。専門的には婦人科医が診ます。

内科医でもお手伝いできます。

この10年ほどは男の更年期もいわれます。50歳を過ぎて男性ホルモンが減って、心身の変調をきたす場合があります。ストレスに配慮したり、抗うつ剤などを使うことがあります。

産後の肥立ち

産前産後には心身のストレスで不調になることがあります。マタニティーブルーなどという言葉もあります。このような時にはパートナーである夫君の理解が望まれます。夫君だけでなく祖父、祖母の理解も必要です。辛い時には産科や小児科の先生に相談してください。

BNP

最近はＢＮＰという検査もよく行われます。類似の検査としてNT-proBNPという検査もあります。これらは心臓機能検査です。NT-proBNPの基準値は１２５以下です。心機能が低下すると、むくみや息切れを生じます。ＢＮＰが少し高くても慌てることはありませんが、心機能の経過をみるのによい検査です。

ＢＮＰが２００を超えたり、NT-proBNPが９００を超えた場合には心不全としての治療が必要になります。NT-proBNPの基準値は１２５以下ですから、その値をかなり超えても、むくみや息切れ等に注意して経過をみるのが、この検査の特徴といえます。

緑内障を経験して

私は平成30年（2018年）に緑内障という眼の病気になりました。

高齢者の視力障害の原因の一位は緑内障で24・6%、二位は糖尿病性網膜症で20・0%、三位は網膜色素変性で13・7%です。

白内障や緑内障の内障《そこひ》とは、『眼球内の病気』の総称です。緑内障は「あおそこひ」ともいいますが、日本人では目が青くみえる人はあまりいません。

緑内障は40歳以上で5%、60歳以上で10%ほどいるそうです。病気が軽いと緑内障であることに気がつかないで生活している人が多いです。

私は右目の視力が落ちていることに気がついて、眼科の先生に診ていただいて診断がつきました。

緑内障は眼圧が高くなり視神経に障害を起こし、視力低下を招く病気です。私は患者として視力の左右差などに早く気がついて、眼科医の診断を受けることが大切であると思いました。

一部の緑内障では、急な経過をとるものもあります。頭痛、眼痛、吐き気が起こり、内科の病気と間違えられて、初期の治療が遅れて失明に至ることがあります。

多くの緑内障は慢性に経過します。眼圧が高くないケースも多いです。

定期的な視力と眼圧の健康検査を受けることにより、この病気の予防が可能です。

欧文索引

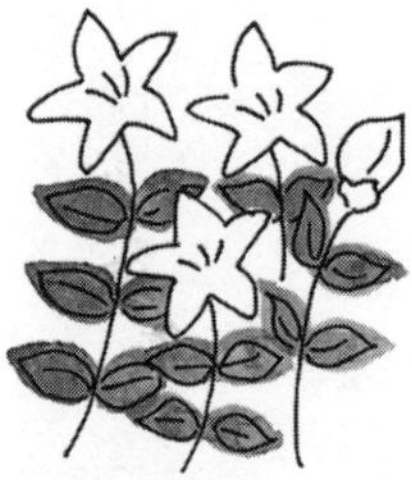

ナ行

ハ行

マ行

索 引

本書は『患者学』(2006 年刊) に大幅加筆した改訂新版です。

病気《びょうき》を診《み》ずして病人《びょうにん》を診《み》よ　新《しん》・患者学《かんじゃがく》

2019年1月23日　初版第1刷

著　者 ―――――― 前《まえ》納《の》宏《ひろ》章《あき》
発行者 ―――――― 坂本桂一
発行所 ―――――― 現代書林
〒162-0053　東京都新宿区原町3-61　桂ビル
TEL／代表　03(3205)8384
振替00140-7-42905
http://www.gendaishorin.co.jp/

カバーデザイン ―――― 藤田美咲
本文デザイン ―――― UNISON
本文イラスト ―――― たかせひとみ

印刷・製本：㈱シナノパブリッシングプレス
乱丁・落丁本はお取り替えいたします。

定価はカバーに表示してあります。

ISBN4-7745-1735-3　C0047